Dr Carine BILLARD, allergologue
Camille CHIOUKH-PETIT, diététicienne

TOUT SAVOIR SUR

LES ALLERGIES ALIMENTAIRES CHEZ L'ENFANT

DE 0 À 6 ANS

Tous les conseils + 40 recettes
pour prévenir et s'adapter
en cas d'allergie alimentaire

hachette

Direction : Catherine Saunier-Talec
Direction éditoriale : Lisa Grall
Édition : Florine Marguin
Direction artistique : Annabelle Mollet
Mise en page : Antartik
Relectures : Quentin Regnier
Fabrication : Amélie Latsch
Responsable partenariats : Dana Lichiardopol (dlichiardopol@hachette-livre.fr)

58, rue Jean Bleuzen – 92178 Vanves Cedex

Pour l'éditeur, le principe est d'utiliser des papiers composés de fibres naturelles, renouvelables, recyclables et fabriquées à partir de bois issu de forêts qui adoptent un système d'aménagement durable. L'éditeur attend également de ses fournisseurs de papier qu'ils s'inscrivent dans une démarche de certification environnementale reconnue.

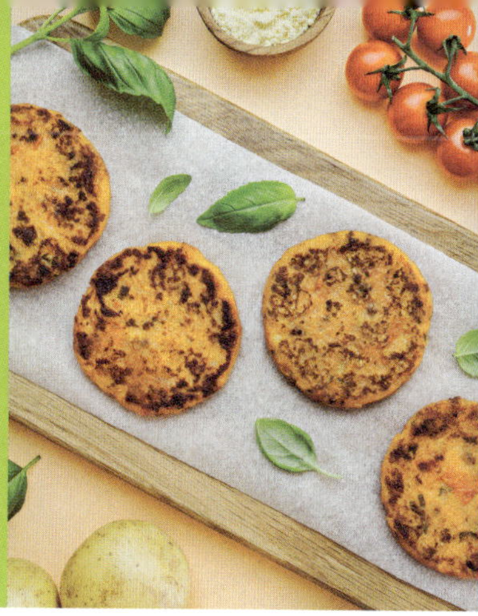

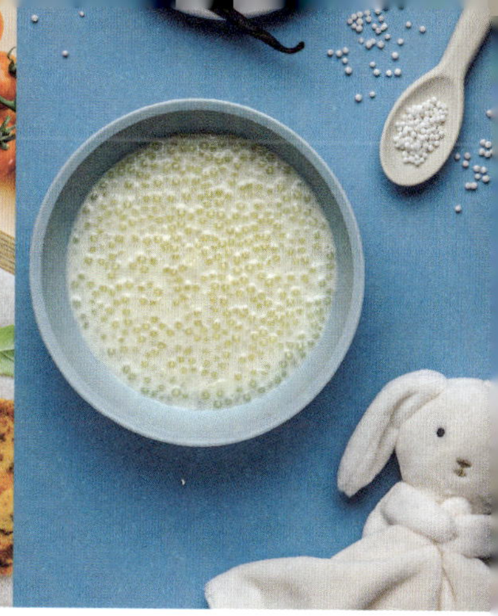

SOMMAIRE

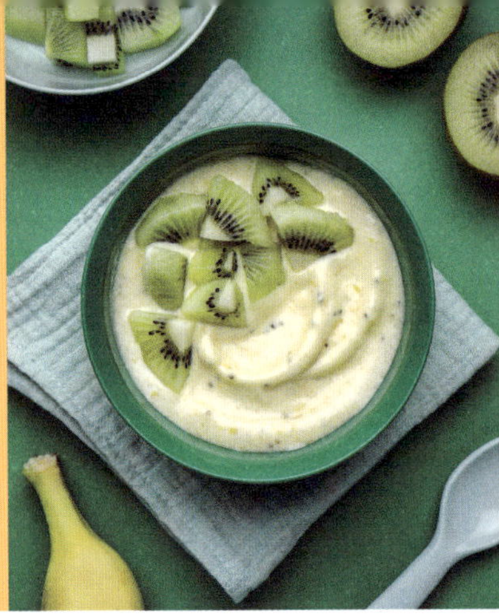

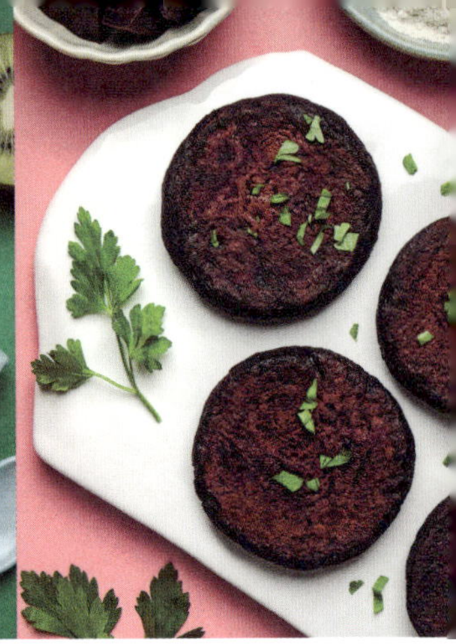

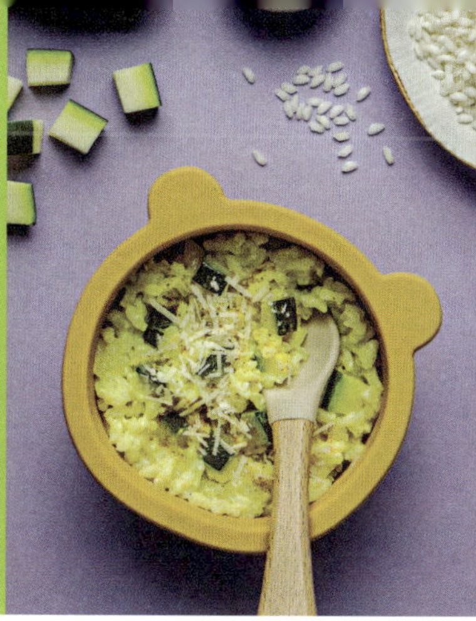

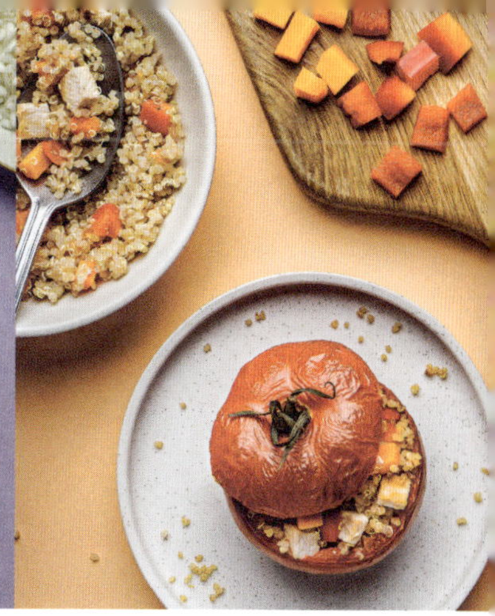

INTRODUCTION

Que ce soit dans les médias ou au détour d'une conversation, on entend de plus en plus évoquer les allergies alimentaires. Nous avons tous déjà vu, au restaurant ou sur les paquets du commerce, la liste des allergènes. Mais de quoi parle-t-on exactement, et ce phénomène est-il vraiment si fréquent ?

L'allergie alimentaire met en jeu nos défenses immunitaires, dont la mission essentielle est de protéger l'organisme contre diverses agressions (virus, bactéries, parasites, etc.). Mais pour comprendre le mécanisme des allergies alimentaires, il faut d'abord comprendre que le système immunitaire est actif également lors de situations du quotidien, lorsque nous mangeons par exemple. La nourriture que nous ingérons est reconnue par notre corps comme « étrangère », mais notre système immunitaire la reconnaît également comme « non dangereuse ». Pour ce faire, il enclenche la fabrication d'anticorps spécifiques à l'aliment rencontré (de type Immunoglobulines G4), qui indiqueront à l'organisme que cet aliment peut être accepté sans danger la prochaine fois qu'il sera consommé. C'est le mécanisme de **la tolérance**. Ainsi, même en l'absence d'allergie, devant toute rencontre avec un aliment, le système immunitaire reste vigilant, et a posté des « gardes » pour vérifier que le laissez-passer des aliments est bien valide !

Chez les personnes souffrant d'allergies, il y a une anomalie dans la réponse immunitaire, et l'aliment est reconnu comme dangereux. S'ensuit une série de mécanismes de défense destinés à neutraliser la menace que cet aliment représente. Lors des rencontres ultérieures, ces mécanismes de défense seront prêts à intervenir pour éliminer ce qui est reconnu comme un danger : c'est **la réaction allergique**. Il existe plusieurs types d'allergies alimentaires en fonction des mécanismes de défense qui sont produits :

- L'allergie qu'on appelle « IgE-médiée ». C'est la plus sévère, celle qui entraîne les manifestations les plus graves. Que se passe-t-il ?

L'organisme reconnaît l'aliment comme dangereux et ordonne au système immunitaire la **fabrication d'immunoglobulines E**, sortes de « grenades » qui se greffent à la surface des cellules présentes dans de nombreux organes, ces « grenades » ne reconnaissent que l'aliment mis en cause, les immunoglobulines E sont donc spécifiques à cet aliment. Lorsque la personne allergique en consomme à nouveau, l'aliment est reconnu par ces « grenades », qui entraînent l'explosion de la cellule et la libération des substances responsables des manifestations allergiques. **Cette réaction est qualifiée d'immédiate** car elle survient très rapidement après la consommation de l'aliment (entre quelques minutes et une à deux heures). Quand seules les grenades de la zone de contact avec l'aliment sont « dégoupillées », la réaction va se limiter à de simples démangeaisons dans le palais ou à quelques boutons autour de la bouche. Mais ce début de réaction, peut entraîner l'activation des « grenades » présentes dans d'autres organes, engendrant des manifestations beaucoup plus sévères qu'on appelle « **anaphylaxie** ». Ce sont ces réactions qui peuvent mettre en jeu le pronostic vital.

- L'allergie « non IgE-médiée ». Elle concerne surtout les nourrissons. L'organisme reconnaît également l'aliment comme dangereux, mais il ordonne au système immunitaire la fabrication de cellules de défense, sortes de « tapettes à mouches ». Là encore, ces cellules ne reconnaissent que l'aliment mis en cause, et lui sont spécifiques. Lorsque la personne allergique consomme à nouveau l'aliment responsable, ces tapettes à mouches le reconnaissent et enclenchent une cascade de réactions, plus lente et moins sévère que dans le cas précédent. Ces réactions sont essentiellement **digestives**. Il peut s'agir, par exemple, de reflux très invalidants pour les petits nourrissons, qui ne cessent pas malgré les différents traitements entrepris, de douleurs abdominales, de troubles du transit, voire de sang dans les selles. Ces manifestations surviennent dans un délai qu'il est difficile de préciser après la consommation de l'aliment. Si celui-ci continue à être consommé, il peut alors y avoir une malabsorption, qui peut conduire à un ralentissement de la prise de poids. La consommation de l'aliment ne comporte pas de risque vital immédiat. Ce n'est donc pas grave si le diagnostic n'est pas fait rapidement.

TOUT SAVOIR SUR

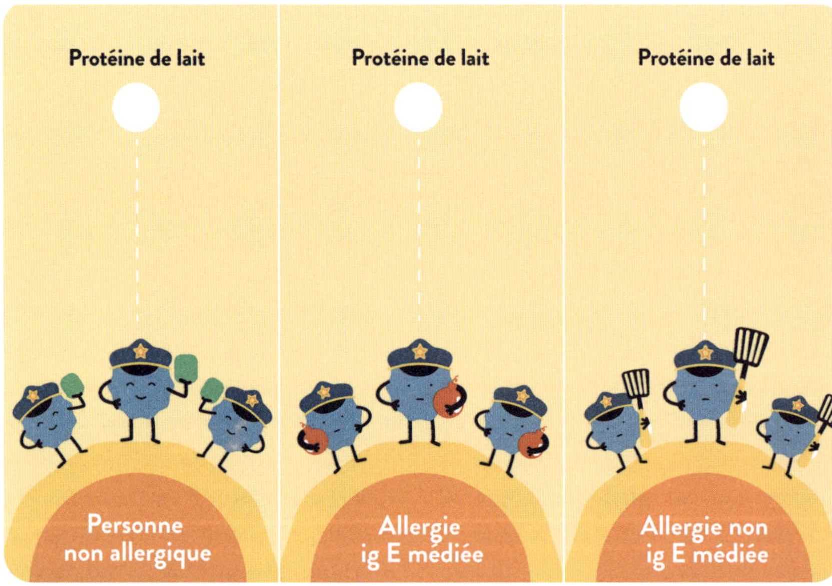

Est-ce que c'est fréquent ?

Les allergies alimentaires de type IgE-médiée concernent actuellement environ 5 % des enfants. Ces chiffres sont en constante augmentation depuis vingt ans, dans tous les pays industrialisés. Parmi ces allergies, les cas d'anaphylaxie sont malheureusement très fréquents, engendrant stress et inquiétude chez la personne allergique, sa famille, mais aussi toute personne ayant la charge d'un enfant concerné. Heureusement, la mortalité par anaphylaxie ne semble pas, elle, en augmentation, même s'il est toujours dramatique d'entendre qu'un simple aliment puisse être à l'origine d'un tel drame.

Pourquoi une telle augmentation ?

Les raisons de cette augmentation sont multiples.

La génétique intervient dans la survenue des allergies alimentaires. Ainsi, un enfant dont les deux parents souffrent d'une maladie atopique (allergie alimentaire, eczéma, asthme, rhinite allergique) aura 70 % de risque d'en développer une également.

Mais les causes génétiques ne peuvent à elles seules expliquer une telle explosion des cas.

Des causes environnementales sont également impliquées : notre mode de vie urbain, très « hygiénique », explique en grande partie les modifications des réponses immunitaires observées. Notre corps est protégé par des barrières (qu'elles soient au niveau de la peau, du système respiratoire ou digestif), elles-mêmes recouvertes d'un microbiote. Il s'agit de milliers de bactéries, non dangereuses. Ces barrières et leur microbiote ne font pas que cohabiter mais interagissent avec notre système immunitaire en orientant sa réponse. Toute situation entraînant une altération de ces barrières ou la modification des microbiotes risque de modifier également les signaux envoyés au système immunitaire et ainsi de favoriser une réponse anormale, comme c'est le cas dans les allergies alimentaires. C'est particulièrement le cas pour le très jeune enfant, qui n'acquiert son microbiote adulte qu'après les deux premières années de vie et dont le système immunitaire est encore très malléable. Les situations pouvant modifier les barrières du corps ou notre microbiote sont très variées et concernent essentiellement nos habitudes de pays industrialisés : plus de naissances par césarienne (et donc absence de contact avec les bactéries vaginales de la mère), moins de contacts avec les animaux de la ferme, qui permettaient d'acquérir de « bonnes » bactéries, plus de consommation d'antibiotiques, endommageant les mauvaises bactéries mais également celles, plus utiles, du microbiote, alimentation ultra-transformée, l'habitude de se laver avec des produits très irritants et la modification des recommandations de diversification alimentaire, qui entraîne un retard dans l'introduction des aliments allergisants aggravant cette épidémie d'allergies...

Une forme particulière d'allergie non IgE-médiée est le SEIPA (Syndrome d'Entérocolite Induit par les Protéines Alimentaires).

Parmi ces formes non IgE-médiées, le SEIPA est très caractéristique dans sa forme aiguë. Il survient dans un délai d'une à quatre heures après la consommation de l'aliment. On ne constate pas d'atteinte de la peau ni de gêne respiratoire associée, mais le SEIPA entraîne toujours des vomissements, associés parfois à d'autres signes digestifs. Ces vomissements sont très abondants, ils peuvent se répéter à plusieurs reprises et laisser l'enfant apathique, peu réactif. Quand ils surviennent chez un petit nourrisson, le risque est la déshydratation importante qui peut nécessiter une hospitalisation pour réhydrater l'enfant.

LES SIGNES D'ALLERGIES IGE-MÉDIÉES

L'allergie IgE-médiée est la forme la plus sévère d'allergie alimentaire.

Elle est due à la fabrication d'immunoglobulines E contre un aliment par le système immunitaire qui le reconnaît comme une menace. Ces immunoglobulines E, sortes de grenades, se placent à la surface de cellules appelées « mastocytes » ou « basophiles ». Lorsque le corps rencontre à nouveau l'aliment incriminé, elles le reconnaissent comme un danger et enclenchent « l'explosion » de la cellule qui les porte. Ce sont les débris libérés par la cellule (de l'**histamine** et de la **tryptase**, notamment) qui sont responsables des manifestations d'allergie.

Ces manifestations peuvent survenir localement, à l'endroit du contact avec l'aliment :

- Parfois, le contact avec la peau entraîne de l'urticaire de contact (plaques semblables à des piqûres d'ortie) ou des conjonctivites (quand on se frotte les yeux, par exemple, avec les doigts qui ont touché l'aliment).
- Le contact avec la bouche peut entraîner des démangeaisons, des gonflements au niveau des lèvres, des gencives. Quand l'aliment descend dans le tube digestif, il peut provoquer des douleurs abdominales, des vomissements ou des diarrhées.

Mais ces « grenades », quand elles sont dégoupillées, ont également la capacité d'activer les autres « grenades » présentes dans le reste du corps. Dans ce cas, les manifestations se propagent à plusieurs organes, c'est la forme la plus sévère d'allergie : l'anaphylaxie, qui peut menacer le pronostic vital.

Les organes touchés peuvent être :

La peau, avec des signes comme des démangeaisons, des

rougeurs diffuses, des gonflements, de l'urticaire. Ces symptômes, lorsqu'ils sont isolés, ne sont pas forcément graves. En revanche, il a été constaté que lorsque l'enfant commence à se gratter la paume des mains, la plante des pieds ou le cuir chevelu, il est plus fréquent par la suite de le voir développer des formes plus sévères.

Les voies respiratoires supérieures : apparition d'une rhinite (démangeaison dans le nez, les oreilles, le palais, nez qui coule ou se bouche, éternuements à répétition). Dans les formes sévères, le gonflement peut obstruer ces voies aériennes supérieures, entraînant une gêne à la déglutition, une modification de la voix, qui va soit disparaître soit devenir rauque (cela témoigne d'un gonflement démarrant au niveau des cordes vocales). Ces signes constituent ce qu'on appelait autrefois un « œdème de Quincke », aujourd'hui dénommé « angio-œdème laryngé ». Souvent, les parents sont très impressionnés par le gonflement du visage de leur enfant, par peur de cet œdème laryngé. Mais le gonflement extérieur n'en est pas nécessairement un symptôme. Pour savoir si les voies aériennes commencent également à gonfler, il faut prêter attention à la voix de l'enfant et vérifier s'il peut déglutir. Si la voix est modifiée ou si l'enfant ne parvient pas à avaler un liquide, il s'agit alors d'une urgence.

Le tube digestif peut être atteint, comme nous l'avons vu. Il peut s'agir de violentes douleurs abdominales, de vomissements, de diarrhées. Ces signes isolés sont à surveiller, mais lorsqu'ils s'associent aux symptômes précédents, ils témoignent d'une anaphylaxie.

Les voies aériennes inférieures (les poumons) peuvent être touchées. Il y a alors une obstruction au niveau des bronches, dont les symptômes seront proches de ceux d'une crise d'asthme : toux quinteuse, gêne pour respirer, perception de « sifflements » dans la poitrine, respiration qui s'accélère. Les lèvres peuvent prendre une couleur bleutée. Dans les cas dramatiques de décès par allergie alimentaire, c'est cette obstruction des bronches qui est à l'origine du décès. Il s'agit donc d'un très fort critère de gravité. Cette atteinte peut d'autant plus survenir que l'enfant souffre déjà d'un asthme sous-jacent, ce qui est malheureusement fréquent sur ce terrain atopique. Il est donc essentiel que cet asthme soit équilibré et que les traitements soient correctement administrés.

Enfin, l'anaphylaxie peut se manifester par une atteinte plus générale à l'organisme, appelée « **choc anaphylactique** ». Le volume sanguin est alors insuffisant pour irriguer tous les organes. Le cœur s'adapte en battant plus rapidement (tachycardie), la tension peut chuter, les organes moins bien irrigués montrer des dysfonctionnements. C'est le cas du cerveau : il peut alors y avoir des troubles du comportement tels qu'une apathie, un enfant somnolent, ou au contraire agité. Certaines personnes allergiques peuvent décrire une sensation de mort imminente.

La particularité de ces allergies IgE-médiées est qu'elles s'installent de façon brutale. En effet, si votre enfant a attrapé un virus, qu'il tousse et a le nez qui coule depuis plusieurs jours, et qu'il développe une éruption cutanée due à ce virus, il ne s'agit évidemment pas d'une anaphylaxie puisque les symptômes sont apparus progressivement. L'allergie IgE-médiée, au contraire, survient très rapidement après l'ingestion de l'aliment qui la cause : la plupart du temps, un simple contact suffit à déclencher des réactions locales, les autres symptômes apparaissant ensuite très vite, dans les 30 minutes après la prise. Dans la majorité des cas, on considère que la réaction ne peut plus être due à l'aliment si elle débute plus de deux heures après la prise, mais ce délai est souvent bien moins long.

De même, ces réactions d'allergie alimentaire, même si elles peuvent être très graves, ne durent en général pas très longtemps. Quand l'allergène est éliminé du corps, les symptômes disparaissent, le plus souvent en moins de vingt-quatre heures.

TOUT SAVOIR SUR

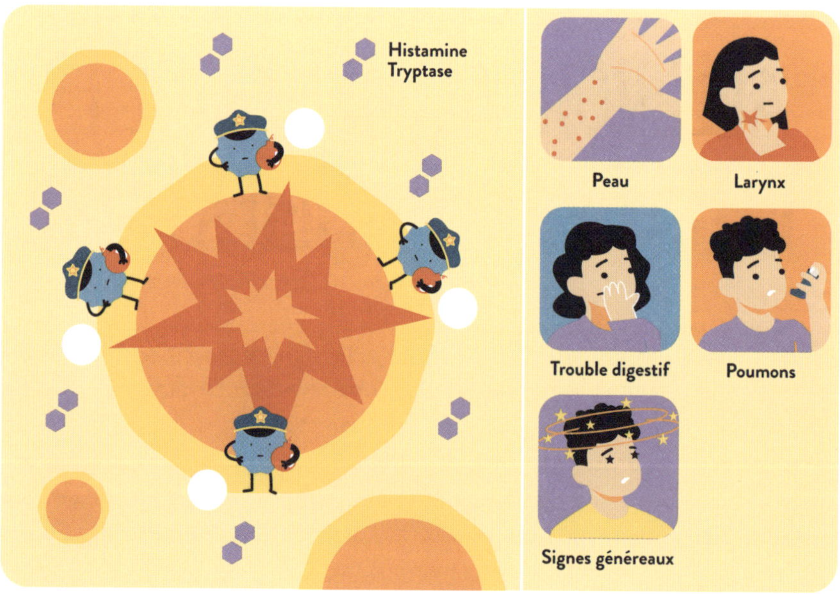

Points importants

- *Allergie immédiate qui s'installe rapidement après l'ingestion de l'aliment.*
- *Atteinte de plus de deux organes* = anaphylaxie.
- *Atteinte respiratoire* = critère de gravité. *Bien équilibrer un asthme sous-jacent.*
- *Ne pas paniquer en cas de gonflement isolé du visage. Vérifier la normalité de la voix et l'absence de troubles de la déglutition.*

LA DIFFÉRENCE ENTRE ALLERGIE ALIMENTAIRE ET INTOLÉRANCE ALIMENTAIRE

L'allergie est une réponse anormale du système immunitaire. On entend beaucoup parler d'intolérances aux aliments. Mais de quoi s'agit-il ?

Deux types d'intolérance sont bien identifiés par leur mécanisme :

L'intolérance au lactose :

Le lactose est le sucre présent dans le lait. Il ne s'agit pas d'une protéine, il ne peut donc pas engendrer de réponse de la part du système immunitaire (il n'y a pas à proprement parler « d'allergie » au lactose). Mais il s'agit d'un sucre particulièrement gros. Pour le digérer correctement, il faut que l'organisme sécrète une enzyme (la lactase) qui pourra le découper en petits morceaux mieux tolérés. Chez beaucoup de personnes, la lactase fonctionne moins bien en grandissant, et nombreux sont ceux qui ne digèrent plus bien le lait contenant beaucoup de lactose. Ils éprouvent alors des douleurs abdominales, des ballonnements, des troubles du transit. Il n'y a aucun risque vital. Contrairement à l'allergie aux protéines de lait de vache, qui se déclare chez le tout petit et non à l'âge adulte. En cas de survenue de telles manifestations chez un grand enfant ou un adulte, il convient de privilégier les produits affinés tels que le beurre ou les fromages, car la teneur en lactose des produits laitiers diminue avec l'affinage. Il est également possible de boire du lait pauvre en lactose.

TOUT SAVOIR SUR

L'intolérance au gluten, ou maladie cœliaque :
Le gluten peut être toxique chez les personnes génétiquement prédisposées, et entraîner une réponse immunitaire anormale, des auto-anticorps. Cette réponse est cantonnée à la paroi digestive (entraînant une inflammation locale) et n'est pas due à la fabrication d'immunoglobuline E. L'intolérance au gluten se traduit par des signes digestifs, une malabsorption chez l'enfant. Le diagnostic est établi grâce à une prise de sang, puis une coloscopie à la recherche des signes d'atrophie des villosités.

Et les autres intolérances ?
Beaucoup de personnes éprouvent des difficultés à digérer un certain nombre d'aliments. Ces intolérances alimentaires n'ont pas de mécanisme explicatif clair, sont souvent liées à un grand nombre d'aliments, et généralement non reproductibles (elles ne surviennent pas à chaque consommation). Dans ce cas, il n'y a pas de risque vital ; la consommation des aliments incriminés peut être diminuée, sans faire de régime d'éviction strict, il convient de limiter les produits ultra-transformés et de garder une alimentation diversifiée.

ET L'ECZÉMA (DERMATITE ATOPIQUE) ?

La dermatite atopique est souvent considérée à tort comme une manifestation d'allergie alimentaire. Lorsque la poussée survient, famille ou professionnels de santé cherchent un coupable. Les repas étant pris plusieurs fois dans la journée, un aliment est souvent incriminé.

Pourtant, les études montrent que les poussées d'eczéma (lorsqu'elles surviennent seules, sans autre manifestation) ne sont pas dues à une allergie alimentaire dans la très grande majorité des cas : un enfant à qui l'on donne un placebo manifeste autant de poussées d'eczéma qu'un enfant à qui l'on donne un aliment suspect d'allergie.

Néanmoins, on sait maintenant que le lien entre dermatite atopique et survenue d'allergies alimentaires est bien réel : un enfant atteint de dermatite atopique a six fois plus de risque de développer une allergie alimentaire.

Comment expliquer cette corrélation ?

C'est à nouveau une histoire de barrière. La peau est protégée par une barrière cutanée. En temps normal, la peau n'est pas complètement hermétique, puisque de nombreuses substances peuvent la traverser : c'est le cas par exemple de certains médicaments qui sont administrés en patchs collés sur la peau. Dans la dermatite atopique, la barrière est déficiente et devient plus poreuse, laissant passer de façon plus importante tout ce qui se dépose sur la peau.

Or plusieurs études ont montré que, dans l'environnement de notre maison, circulent de petites quantités de protéines alimentaires. Si les parents prennent un apéritif accompagné de cacahuètes et que l'on prélève des échantillons de poussière au domicile, on y relèvera une quantité non négligeable de protéines d'arachide. Plus surprenant encore : l'arachide est également retrouvée dans des endroits improbables, comme les lits des nouveau-nés qui, bien sûr, n'en ont pas consommé. On a constaté que plus la famille avait des quantités importantes d'arachide dans son environnement, plus ces nouveau-nés couraient le risque de développer une allergie alimentaire à l'arachide, ce risque augmentant encore si l'enfant souffre d'une dermatite atopique. Il semble donc que la peau soit une voie de passage pour les allergènes. Les protéines alimentaires se retrouvent en petites quantités dans la poussière. Ces petites quantités, qui se déposent sur la peau de l'enfant, pénètrent d'autant plus facilement qu'il y a une altération de la barrière cutanée. Lorsque ces protéines alimentaires sont présentées au système immunitaire, celui-ci peut répondre de façon anormale et fabriquer des anticorps responsables de l'allergie : les « grenades » appelées les immunoglobulines E. Ainsi, l'enfant peut développer ces anticorps alors même qu'il n'a encore jamais ingéré l'aliment.

Une autre preuve de cette voie de sensibilisation qu'est la peau a été mise en évidence en Angleterre, il y a plusieurs années, en étudiant quelles crèmes étaient appliquées sur la peau des enfants souffrant d'une allergie à l'arachide comparativement aux autres enfants. On relevait un nombre significatif d'enfants pour lesquels les parents

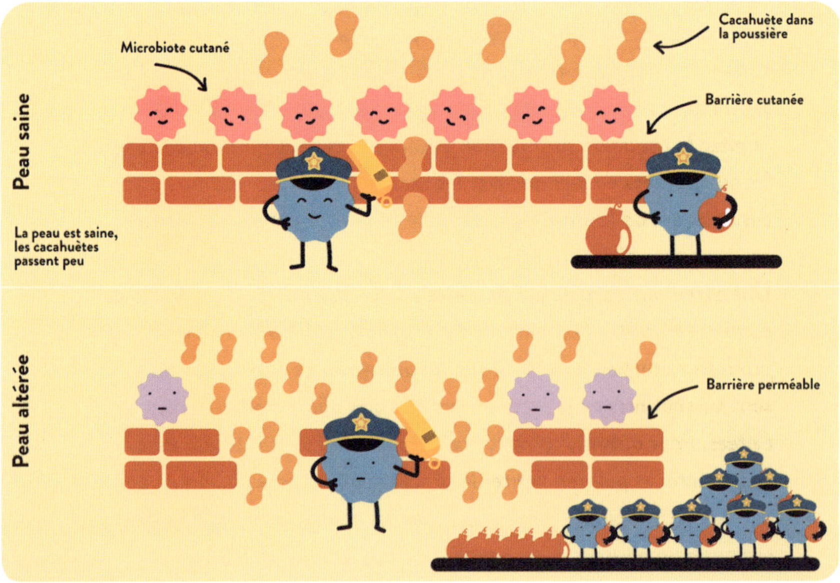

appliquaient des crèmes faites à base d'arachide !

C'est donc par la peau que l'on risque de développer des allergies alimentaires. Au quotidien, il est difficile de contrôler la quantité d'allergènes présents dans l'environnement, ou de demander à une famille de ne plus consommer aucun allergène, mais certains conseils peuvent être donnés pour limiter l'altération de la peau et le contact avec les protéines.

Points importants

- *L'eczéma de l'enfant, ou dermatite atopique, n'est pas une manifestation d'allergie alimentaire quand il est isolé.*
- *En cas d'eczéma, il y a une altération de la barrière cutanée qui favorise l'apparition des allergies alimentaires.*
- *Les protéines alimentaires qui se déposent sur la peau risquent d'entraîner une réaction anormale du système immunitaire et la fabrication d'ig E spécifiques à l'aliment, les anticorps de l'allergie sévère. La peau est une voie de sensibilisation, c'est par elle que l'enfant devient allergique.*
- *Au quotidien, il faut protéger la peau des nouveau-nés, limiter les irritants cutanés, tels que les contacts prolongés avec l'eau chaude, l'utilisation de produits cosmétiques abrasifs, les huiles végétales, les textiles synthétiques.*
- *Limiter le risque de surinfection cutanée. On peut notamment conseiller aux parents de bien se laver les mains avant toute manipulation des cosmétiques de l'enfant pour éviter les contaminations (bactériennes et par protéines alimentaires).*
- *Une attention particulière doit être portée aux produits appliqués sur la peau des enfants. Il est tentant de privilégier les alternatives « bio » ou les produits naturels, mais les protéines alimentaires appliquées sur la peau sont susceptibles de provoquer des allergies alimentaires et doivent être évitées. Pour autant, on retrouve ces protéines alimentaires dans l'environnement, et pour en limiter le contact avec la peau, quelques conseils peuvent être donnés comme se laver les mains avant d'appliquer des crèmes à un nourrisson ou nourrir l'enfant lorsqu'il est habillé.*

TOUT SAVOIR SUR

FAIRE LE DIAGNOSTIC D'UNE ALLERGIE ALIMENTAIRE

L'allergie alimentaire constitue une réaction anormale du système immunitaire en réponse à une protéine alimentaire. En fonction du type de réponse immunitaire produite, la façon d'établir le diagnostic sera différente.

En cas d'allergie IgE-médiée le système immunitaire produit des immunoglobulines E spécifiques à l'aliment (les « grenades »). Celles-ci se greffent à la surface de nombreuses cellules de l'organisme et se retrouvent ainsi dans la peau et dans le sang.

L'allergologue peut donc les rechercher sur la peau en pratiquant des prick tests : on dépose une petite goutte d'un extrait de l'allergène sur la peau, et l'on pique à travers cette goutte et la peau avec une petite pointe. Si des immunoglobulines E (grenades) sont présentes sur les cellules de la peau, le contact avec l'allergène enclenchera la réaction, qui restera locale (petit bouton, comme une piqûre d'ortie, qui démange). On compare cette réaction à celle d'un témoin pour vérifier que la peau est bien réactive.

On peut également rechercher la présence des ig E spécifiques dans le sang en effectuant une prise de sang.

On peut même identifier les ig E spécifiques à différentes protéines de l'allergène, et déterminer ainsi si l'enfant court le risque de réactions très sévères ou si son profil est plus rassurant, avec par exemple des réactions croisées à certaines protéines de pollens, qui peuvent ne pas donner de manifestations très sévères.

Que faire si j'ai un bilan sanguin positif ?
Si ce bilan a été demandé pour des manifestations survenant immédiatement après la consommation d'un

aliment, il est fort probable que votre enfant soit allergique. Un avis allergologique est indispensable.

Si ce bilan a été demandé pour d'autres manifestations, sans lien évident avec le repas (par exemple, mauvaise prise de poids, douleurs abdominales survenant à n'importe quel moment de la journée, sang dans les selles), rappelez-vous que beaucoup de personnes produisent des immunoglobulines E simplement par contact des allergènes avec la peau. On parle alors de sensibilisation, mais que le fait de consommer l'aliment concerné entraîne également la fabrication d'anticorps de la tolérance qui, eux, ne sont pas dosés dans la prise de sang réalisée mais créent un état de stabilité qui n'engendre pas d'allergie à risque anaphylactique. Dans ce cas, l'avis de l'allergologue seul déterminera s'il est pertinent ou pas d'arrêter l'aliment suspect, ce régime ne doit pas se faire de votre propre initiative. Les manifestations pour lesquelles le bilan a été prescrit ne sont pas expliquées par ce résultat, et la mise en place d'un régime d'éviction risque d'interrompre la fabrication des anticorps de la tolérance. Lorsque l'aliment sera à nouveau consommé, cela risquerait d'entraîner une réelle allergie immédiate, avec un risque anaphylactique.

En cas d'allergie non IgE-médiée, le diagnostic ne se fait évidemment pas en recherchant des immunoglobulines E sur la peau ou dans le sang. Les prick tests ou les dosages sanguins, même s'ils sont positifs, n'expliquent donc pas les symptômes. Pour établir le diagnostic, certains allergologues utilisaient autrefois des patchs tests, sortes de cupules dans lesquelles on plaçait l'aliment, et qu'on laissait sur la peau du dos pendant quarante-huit heures. Cet examen n'est désormais plus recommandé car il n'est pas fiable. Pour faire le diagnostic, il convient donc, uniquement sur conseil du médecin, de mettre en place un régime d'éviction de l'aliment suspect (en général le lait ou le blé) pendant 4 à 6 semaines, afin de voir si cela atténue les symptômes, suivi impérativement d'une épreuve de réintroduction pour voir si ceux-ci récidivent et si l'amélioration n'était pas simplement due à l'évolution naturelle. Nous rappelons ici que cette méthode ne concerne que les formes non à risque anaphylactique, qu'elle ne peut être décidée que sur avis médical, et que ce type d'allergie touche essentiellement les petits nourrissons. Pour les enfants plus âgés, un avis spécialisé est nécessaire.

Attention aux arnaques

On m'a prescrit un dosage « d'intolérances alimentaires » qui m'a couté très cher et n'est pas remboursé par la Sécurité sociale. Je suis « intolérant » à tout, que dois-je faire ?

Malheureusement, vous avez été mal orienté.

Certains laboratoires proposent effectivement un dosage d'immunoglobuline G contre différents aliments, et transmettent les résultats en insinuant que le patient est intolérant aux aliments revenant positifs. Cet examen n'a aucune valeur médicale.

Reprenons ce qui se passe lorsque votre corps entre en contact avec un aliment : le système immunitaire est actif, si l'aliment n'est pas considéré comme dangereux, il produira des réponses signalant la tolérance (« les laissez-passer »), qui sont notamment des immunoglobuline G4 spécifiques à cet aliment. Or les dosages d'immunoglobulines G incluent ces immunoglobulines G4 ! Ainsi, un résultat positif ne signale pas nécessairement une intolérance, mais peut simplement vouloir dire que vous avez rencontré fréquemment cet aliment, qui est « reconnu » par votre système immunitaire. Le dosage n'a donc aucune valeur, c'est pour cela qu'il n'est pas remboursé.

LES TRAITEMENTS DE L'ALLERGIE ALIMENTAIRE

Le régime d'éviction

Une fois le diagnostic d'allergie alimentaire posé, il est nécessaire d'évincer le ou les aliments à risque.
Les fiches pratiques réunies dans les pages qui suivent vous guideront pour les principaux allergènes à déclaration obligatoire.

Il est essentiel que vous appreniez à lire les étiquettes des produits donnés à votre enfant.

Les règles d'étiquetage européennes imposent aux marques de préciser la composition de leurs produits sur l'emballage, et d'y faire figurer de façon distincte et claire les quatorze allergènes à déclaration obligatoire. L'ordre d'affichage des produits est fonction de la quantité.

Il est très important de toujours lire les étiquettes. De nombreux aliments peuvent être trompeurs :

- car contenant l'allergène là où on ne s'y attend pas. Par exemple, les pestos industriels contenant fréquemment de la noix de cajou, les boulettes de bœuf contenant des protéines de soja ou le pain de mie contenant des protéines de pois ;
- car ne contenant pas l'allergène qui devrait normalement y être. Par exemple, la crème dessert à la pistache ne contenant que des arômes de pistache, ou la mousse au chocolat industrielle faite sans œufs ;
- enfin, les recettes de vos produits habituels peuvent changer. Il ne faut pas hésiter à vérifier régulièrement les compositions, d'autant plus si le packaging a changé.

Si votre enfant réagit à un allergène qui n'est pas à déclaration obligatoire, il faudra redoubler de vigilance pour éviter tout accident. Dans ce cas, privilégier les repas faits-maison est toujours une bonne idée.

Souvent, les industriels ajoutent un étiquetage optionnel à la fin de la liste des ingrédients, de type « Peut contenir des traces de... », ou « Fabriqué dans un atelier qui utilise... ». Cet étiquetage n'est pas encadré par un cadre légal. Dans la grande majorité des allergies, votre enfant pourra consommer ces produits, demandez à son médecin.

En restauration, la loi oblige également les établissements à fournir à leurs clients la liste des allergènes. N'hésitez pas à demander à parler au cuisinier si vous avez l'impression qu'une information n'est pas fiable.

Dès le plus jeune âge, il est important d'impliquer votre enfant dans ses allergies. Tout petit, l'objectif sera de lui apprendre à systématiquement refuser un aliment proposé, à répondre qu'il est allergique, et à identifier vers quelle personne de confiance il doit se tourner pour savoir si l'aliment est sans risque pour lui. Certains enfants ont le réflexe de demander à leur camarade du même âge s'ils peuvent manger l'aliment en sécurité !

Quand votre enfant commencera à lire, n'hésitez pas à l'impliquer dans la lecture des étiquettes, sous votre supervision pour qu'il prenne les bonnes habitudes.

En cas de doute, bien entendu, la consommation de l'aliment devra être évitée. Pensez à prévoir un aliment de substitution pour que votre enfant ne soit pas frustré.

La trousse d'urgence

Les allergies alimentaires IgE-médiées peuvent causer des réactions sévères d'anaphylaxie.

Dans la plupart des cas, une ordonnance pour constituer une trousse d'urgence vous sera donnée par votre médecin.

L'élément essentiel de cette trousse est le **stylo d'adrénaline**. En effet, en cas d'anaphylaxie, l'adrénaline permet de contrecarrer tous les symptômes présentés :

- par son action sur les vaisseaux : l'adrénaline entraîne une contraction des vaisseaux dans tous les organes touchés, favorisant ainsi le retour du liquide dans la circulation sanguine (diminution des gonflements, des troubles digestifs) et augmentant la pression dans les vaisseaux pour mieux vasculariser les organes ;
- par son action au niveau des bronches : l'adrénaline permet de dilater les bronches. Or c'est la contraction

des bronche qui est un facteur de gravité très important de l'anaphylaxie ;

- par son action au niveau du cœur : l'adrénaline accélère le rythme cardiaque et augmente les contractions du cœur, permettant aux organes d'être mieux vascularisés.

Plus l'injection d'adrénaline est effectuée tôt, moins le risque d'évolution grave est important. L'adrénaline agit assez rapidement sur tous les signes de l'anaphylaxie.

Pourtant, l'adrénaline fait peur. Pourquoi ? Dans l'imaginaire collectif, elle est souvent associée aux situations d'extrême gravité, certains films montrant des injections traumatisantes, notamment dans le cœur ! Il n'est absolument pas question de réaliser de tels gestes sur votre enfant.

Pour les médecins moins habitués aux situations d'anaphylaxie, l'adrénaline est un traitement qu'on injecte dans les veines, dans d'autres situations sévères. Mais cette voie d'administration est associée à de possibles effets secondaires dangereux.

Ces effets secondaires ne se manifestent pas lorsqu'on utilise l'adrénaline en stylo, par voie intra-musculaire.

Il faut rappeler que l'adrénaline est une hormone que vous synthétisez de façon naturelle en réponse à un état de stress. C'est elle qui permet de préparer le corps un effort intense quand vous courez un danger. Vous avez forcément déjà expérimenté son effet, en manquant de foncer dans la voiture devant vous, à la vue d'une araignée, ou dans un manège à sensations fortes : votre cœur s'accélère, vos mains tremblent parce que votre corps a produit de l'adrénaline.

Si vous utilisez un stylo d'adrénaline sur votre enfant en l'injectant dans la cuisse, ce sont là plus ou moins les effets secondaires auxquels vous pouvez vous attendre. Il n'y a donc aucun risque.

Pour le stylo d'adrénaline, dédramatisez-en l'utilisation. L'injection peut être faite par toute personne s'occupant de l'enfant ; il ne s'agit pas d'un acte à réaliser par un professionnel de santé.

Les stylos fournis contiennent tous de l'adrénaline, mais peuvent avoir un mode de déclenchement différent. Pour éviter de vous injecter l'adrénaline dans le doigt à la place de votre enfant, mieux vaut en anticiper l'utilisation et prendre le temps de regarder le mode d'emploi, ou des vidéos de démonstration sur internet. Gardez vos stylos d'adrénaline périmés et entraînez-vous en faisant, par exemple, l'injection sur une orange.

TOUT SAVOIR SUR

Les adultes qui gardent votre enfant peuvent également craindre d'avoir à le déshabiller pour faire l'injection. Rassurez-les : celle-ci peut être réalisée dans la cuisse à travers les vêtements. Les stylos d'adrénaline n'ont pas besoin d'être conservés au réfrigérateur, ils se conservent à température ambiante et doivent être emportés lors de chaque déplacement.

Ils sont désormais vendus par deux, il convient de toujours garder les deux stylos ensemble, pour pouvoir faire une deuxième injection en cas d'inefficacité ou de défaillance du premier stylo.

Une autre voie d'administration de l'adrénaline par le nez vient d'être approuvée aux États-Unis pour la trousse d'urgence de l'allergique alimentaire. Ce traitement devrait être commercialisé en Europe dans les prochaines années et constituera une alternative à l'injection.

D'autres traitements peuvent être ajoutés à cette trousse d'urgence, mais ils ne doivent en aucun cas retarder l'injection d'adrénaline et ne peuvent être administrés qu'après l'adrénaline en cas d'anaphylaxie :

- Les antihistaminiques tels que l'Aerius ou la Cetirizine, par exemple, ne sont pas des traitements de l'anaphylaxie mais peuvent être ajoutés en cas d'éruption, notamment pour soulager les démangeaisons de votre enfant et lui apporter du confort.
- Les bronchodilatateurs, type Ventoline, sont à ajouter au traitement par adrénaline en cas de signes respiratoires.

En revanche, les corticoïdes (type Solupred ou Célestine) ne sont plus recommandés dans les trousses d'urgence pour allergie alimentaire.

En effet, ils sont souvent administrés en première intention et retardent l'utilisation de l'adrénaline, qui doit être faite le plus tôt possible. Or leur délai d'action est très long.

La trousse d'urgence doit être emportée lors de tous les déplacements de l'enfant, même si aucun repas n'est prévu. Impossible de savoir si, dans le bus, votre voisin n'ouvrira pas un paquet de gâteaux à la cacahuète à côté de votre enfant, ou si lors d'un trajet en voiture où vous n'avez pas prévu de manger, vous n'allez pas tomber en panne et devoir changer vos plans. De plus, cette habitude servira d'exemple à votre enfant, qui ne se posera pas de question en devenant plus grand et prendra systématiquement sa trousse d'urgence.

Points importants sur l'adrénaline :

- ***L'adrénaline est sécrétée naturellement par votre corps en cas de frayeur notamment.***
- ***L'injection intramusculaire d'adrénaline n'est pas dangereuse pour votre enfant.***
- ***En cas d'anaphylaxie, cette injection d'adrénaline peut sauver la vie.***
- ***Le fait d'administrer l'adrénaline tôt diminue le risque d'évolution dramatique.***
- ***La réalisation d'une injection intramusculaire d'adrénaline avec un stylo n'est pas un geste médical et peut être réalisée par toute personne en cas d'anaphylaxie.***
- ***Il n'y a pas de nécessité de conserver les stylos au réfrigérateur.***
- ***La trousse d'urgence avec les stylos doit être emmenée dans tous les déplacements.***

L'éducation thérapeutique

Voilà beaucoup d'informations qui peuvent vous sembler très complexes pour mettre votre enfant en sécurité. De nombreux services hospitaliers proposent des séances d'éducation thérapeutique collectives ou individuelles pour aider à ce que vous ou votre enfant deveniez plus autonomes et sûrs de vous dans la gestion quotidienne des allergies. Elles sont animées par différents professionnels de santé : médecins, infirmiers, diététiciens, ou psychologues.

Durant ces séances, une évaluation de vos connaissances et de vos besoins en matière de formation est réalisée. Puis, sous forme de mise en situation, les points les plus fragiles sont repris.

Ces séances peuvent être ciblées en fonction de l'âge de l'enfant.

En effet, pour un enfant de moins de cinq ans, l'objectif sera essentiellement le refus d'un aliment proposé, le fait de signaler qu'il souffre d'allergies alimentaires et le recours à un adulte.

Plus grand, il pourra apprendre la reconnaissance de ses allergènes et des signes d'anaphylaxie, ainsi que le maniement du stylo d'adrénaline pour pouvoir l'expliquer à un adulte si nécessaire.

Enfin, en tant qu'adulte, vous pourrez apprendre à être plus sûr de vous pour proposer des repas sans allergène à votre enfant, éviter les carences, utiliser la trousse d'urgence, et former les personnes à qui vous le confierez.

En fortifiant votre confiance dans la gestion des allergies de votre enfant, vous aurez plus de facilité à le confier, ou à le laisser participer aux événements de son âge comme les invitations à des goûters d'anniversaire. Sa qualité de vie et la vôtre en seront améliorées.

La réintroduction

Ne faites jamais d'essai à domicile pour voir si votre enfant est guéri ou non : cela risquerait de provoquer des réactions sévères.

Dans certains cas, par exemple lorsque le taux d'immunoglobuline E contre l'allergène diminue dans le sang, le médecin pourra vous proposer de tenter une réintroduction.

En raison du risque de réaction, celle-ci aura lieu en milieu hospitalier. Votre enfant sera accueilli sur une journée, on lui posera un cathéter (sorte de petit tuyau en plastique, laissé dans la veine pour pouvoir administrer rapidement certains médicaments en cas de réaction). La douleur du geste peut être prévenue, soit en appliquant au préalable de la crème anesthésiante sur la peau de votre enfant, soit en utilisant du protoxyde d'azote (gaz hilarant qui permettra de réaliser le geste sans douleur).

Puis l'allergène sera donné à manger à votre enfant, en commençant par de toutes petites doses, et en le surveillant régulièrement.

Alors, deux cas de figure sont possibles : soit votre enfant tolère une portion normale de l'aliment pour son âge et est considéré comme guéri, soit il montre une réaction.

Celle-ci est variable et peut se manifester par tous les signes que nous avons vus précédemment. Les équipes qui pratiquent ces tests de provocation sont habituées à la gestion de telles réactions et agiront au plus vite. Parfois, il peut être nécessaire de pratiquer l'injection d'adrénaline, certaines équipes peuvent même vous proposer de la faire vous-même sous leur supervision. Il est souvent plus facile de réaliser ce geste médical quand on est accompagné par un professionnel.

Dans tous les cas, votre consentement sera systématiquement demandé avant d'effectuer ces tests. N'hésitez pas à poser toutes les questions que vous souhaitez.

L'immunothérapie orale (ITO)

L'immunothérapie orale est un traitement récent qui permet de changer l'évolution de la maladie allergique. Le principe est d'administrer à l'enfant de petites quantités de l'allergène sous une forme tolérée. Cette introduction d'allergènes en petites quantités, par voie digestive, permet d'entraîner le système immunitaire à produire des anticorps de la tolérance (les laissez-passer). Petit à petit la quantité consommée est augmentée, toujours sous supervision médicale. Si le protocole est bien respecté, l'ITO permet souvent d'augmenter le seuil réactogène et de mettre à l'abri l'enfant d'un accident sévère en cas d'ingestion accidentelle.

Néanmoins, les circonstances d'ingestion de l'allergène doivent respecter des consignes très strictes.

L'ITO n'est pas sans risque et doit être encadrée par une équipe hospitalière habituée à sa gestion. Elle démarre souvent après une discussion éclairée avec la famille sur les risques et les bénéfices attendus. Une éducation thérapeutique de l'enfant et de sa famille est vivement recommandée. Les consignes de prise doivent être respectées et un suivi rapproché est nécessaire pour éviter le risque de réaction. Enfin, lorsque l'enfant est arrivé au terme de cette immunothérapie, il subsiste un grand risque, s'il arrête la consommation régulière du produit, qu'il redevienne allergique. Une fois le protocole engagé, il est donc nécessaire de consommer à vie l'aliment. Les enfants éprouvant souvent un dégoût spontané de leur allergène (particulièrement l'arachide), cette consommation à long terme peut s'avérer difficile.

Ainsi, l'immunothérapie peut être un traitement intéressant, mais il est nécessaire de bien prendre en compte les bénéfices et les risques qu'elle comporte. En aucun cas, elle n'est obligatoire. Ce traitement est possible pour la plupart des allergènes, avec des produits du commerce contenant l'allergène en question. Depuis peu, un médicament a été approuvé pour réaliser cette immunothérapie pour l'arachide. Ces gélules d'arachide sont fournies initialement, uniquement en milieu hospitalier.

Les biothérapies et innovations futures

Si votre enfant souffre d'allergies alimentaires, ne désespérez pas. En quelques années, la recherche a beaucoup évolué et va certainement continuer.

Dans les cas les plus sévères, lorsqu'il s'agit d'un allergène particulièrement difficile à éviter, comme le lait, ou quand le seuil réactogène est très bas et le risque de réaction particulièrement important, certains médicaments peuvent être prescrits pour augmenter ce seuil réactogène. C'est le cas de certaines biothérapies comme les anti-immunoglobulines E. Ces traitements sont déjà utilisés pour d'autres maladies, comme l'asthme sévère, mais on s'est aperçu qu'ils étaient efficaces en cas d'allergie alimentaire associée. Dans cette indication, les biothérapies sont prescrites dans les centres spécialisés après concertation entre plusieurs médecins pour les cas les plus sévères. D'autres molécules sont à l'étude et ouvrent des perspectives pour les années à venir.

FICHES PRATIQUES

L'allergie aux protéines de lait de vache (APLV)

Qu'est-ce que l'APLV ?

L'allergie aux protéines de lait de vache (APLV) est une réaction anormale du système immunitaire de l'enfant face à certaines protéines présentes dans le lait de vache.

Il s'agit de la première allergie qui se développe chez l'enfant. Elle apparaît pendant la toute petite enfance.

En plus de constituer un défi de taille pour les parents, puisque le lait de vache est présent dans de nombreux produits, l'allergie IgE-médiée aux protéines de lait de vache peut être très grave, allant jusqu'au décès de l'enfant.

Les symptômes de l'APLV

Les signes de l'APLV peuvent apparaître dès les premières semaines de vie, que le bébé soit nourri au lait infantile ou allaité (ce dernier cas étant plus rare), ou à l'introduction d'un substitut infantile chez un bébé allaité.

Les symptômes peuvent être ceux d'une allergie immédiate IgE-médiée. Dans ce cas, ils apparaissent dans les minutes qui suivent l'ingestion.

Il peut s'agir de signes :

- cutanés : urticaire, gonflement (des lèvres ou des paupières…) ;
- digestifs : vomissements, diarrhée, douleurs abdominales ;
- respiratoires (voies hautes) : difficultés à déglutir, modification de la voix (ou des pleurs) avec voix rauque ou aphonie (disparition de la voix), difficultés à respirer. Ces signes sont évocateurs d'un angio-œdème laryngé, anciennement appelé œdème de Quincke ;
- respiratoires (voies pulmonaires) : respiration sifflante, toux persistante, gêne pour respirer ;
- généraux : irritabilité, pleurs excessifs, malaise, perte de connaissance.

Lorsque plusieurs signes sont associés, ils constituent la forme la plus grave d'allergie : l'anaphylaxie.

Les symptômes peuvent également être ceux d'une allergie non-IgE-médiée. Dans ce cas, la chaîne de causalité entre la prise de lait et l'apparition de symptômes n'est pas évidente à déterminer.

Il s'agit de manifestations digestives telles qu'un reflux persistant, des coliques intenses, de la diarrhée ou de la constipation, voire la présence de sang dans les selles. Si cette forme persiste, elle entraîne une malabsorption et peut engendrer une cassure de la courbe staturo-pondérale.

Une forme particulière d'allergie survient parfois avec le lait, le SEIPA (Syndrome d'entérocolite induit par les protéines alimentaires). Il se caractérise par l'apparition de vomissements répétés, survenant dans un délai typique d'une à trois heures après la prise de lait. Il n'y a alors pas de signes cutanés. Ces vomissements peuvent entraîner un état de déshydratation intense. Les enfants sont très fatigués et pâles. Une diarrhée importante peut également apparaître ensuite.

À noter que l'eczéma n'est une manifestation d'allergie alimentaire que dans des cas exceptionnels. Lorsque cet eczéma est isolé et ne s'accompagne pas d'autres atteintes, il convient de ne pas mettre en place d'éviction alimentaire sans l'avis d'un médecin, car ce régime peut au contraire s'avérer dangereux et engendrer l'apparition ultérieure d'allergies.

Diagnostic

Selon la forme suspectée, les méthodes de diagnostic varient :

- En cas de forme IgE-médiée, la présence des anticorps responsables de l'allergie est recherchée, soit par des tests cutanés (prick tests), soit par une prise de sang. En cas de doute, un test de provocation est proposé à l'hôpital.
- Dans les formes non-IgE-médiées, un régime d'éviction des protéines de lait de vache, pendant 2 à 4 semaines est proposé pour observer une amélioration des symptômes, suivi d'une réintroduction du lait pour confirmer le diagnostic.

- Pour le SEIPA, le diagnostic se fait lors d'un test de provocation à l'hôpital.

Dans tous les cas, le diagnostic ne doit être posé que par un médecin, et la réintroduction ne doit se faire qu'avec son accord pour éviter tout risque. Il est essentiel de ne pas procéder à une éviction spontanée sans avis médical, car il y a un risque de perte de tolérance.

Traitement
Le traitement de l'APLV repose sur l'éviction des protéines de lait de vache.

Voici les principales recommandations :

- Nourrissons allaités : il est conseillé de poursuivre l'allaitement. Dans la majorité des cas, lorsque l'APLV apparaît à l'introduction du lait, la mère peut continuer à consommer des produits laitiers. Cependant, dans des cas exceptionnels, la mère doit éliminer les protéines de lait de sa propre alimentation et se supplémenter en calcium et en vitamine D (1 g/jour de calcium et 600 UI/jour de vitamine D selon l'ESPGHAN).
- Nourrissons nourris au lait infantile : utiliser des formules spécialisées, telles que des hydrolysats poussés de protéines de lait de vache, des formules à base d'acides aminés ou des hydrolysats de protéines de riz.
- Enfants plus grands : remplacer le lait et ses dérivés par des alternatives végétales enrichies en calcium. Il est important d'éviter également les laits issus d'autres mammifères (chèvre, brebis, ânesse, jument) en raison des réactions croisées.

En cas d'allergie IgE-médiée, il est crucial de disposer d'une trousse d'urgence contenant des médicaments en cas d'anaphylaxie, et incluant notamment des stylos d'adrénaline.

Réintroduction des protéines de lait de vache
L'APLV disparaît chez plus de la moitié des enfants avant l'âge d'un an et chez 80 % à l'âge de trois ans.
Les modalités de réintroduction dépendent du type d'allergie (IgE-médiée, non-IgE-médiée ou SEIPA).

En cas de réactions IgE-médiées, la réintroduction se fait à l'hôpital pour gérer toute éventuelle réaction anaphylactique.

Précautions alimentaires

- Lisez attentivement les étiquettes des produits alimentaires. Le lait est un allergène à déclaration obligatoire et doit figurer dans la liste.

La plupart du temps, les enfants souffrant d'une allergie aux protéines de lait de vache peuvent tolérer les mentions de précaution qui figurent sous la composition, telles que « traces », « peut contenir des traces » ou « fabriqué dans un atelier qui utilise ».

Les protéines de lait de vache, telles que la caséine, la lactalbumine et la lactoglobuline, peuvent être présentes dans de nombreux aliments, souvent même là où on ne s'y attend pas.

Voici une liste des aliments les plus courants où l'on retrouve des protéines de lait de vache :

→Produits laitiers évidents :

- Lait (entier, écrémé, demi-écrémé)
- Beurre
- Crème (fraîche, épaisse, liquide, chantilly)
- Fromages (tous types de fromages : à pâte dure, molle, fromage frais)
- Yaourts (nature, aromatisés)
- Fromages blancs, petits suisses
- Lait en poudre ou concentré

→Produits transformés contenant des protéines de lait :

- Pâtisseries (gâteaux, brioches, biscuits, viennoiseries)
- Plats préparés (quiches, gratins, pizzas)
- Purées industrielles (qui contiennent souvent du lait ou de la crème)
- Charcuterie (certaines saucisses, pâtés, jambons cuits et terrines peuvent contenir du lait en poudre ou des protéines de lait)
- Chocolats au lait, chocolats fourrés
- Glaces et sorbets (les glaces en contiennent souvent)
- Crèmes dessert (flans, mousses, riz au lait)
- Sauces (béchamel, crème, certaines vinaigrettes industrielles)
- Pains industriels (certains pains de mie, pains briochés, bagels)

→Produits alimentaires transformés où le lait est caché :

- Bonbons (certaines friandises contiennent du lait ou du lait en poudre)

- Produits panés (les nuggets, escalopes panées peuvent contenir du lait dans leur panure)
- Mélanges pour gâteaux ou préparations de pâtisserie
- Margarines (certaines margarines végétales peuvent contenir des traces de lait)
- Céréales du petit-déjeuner (surtout celles destinées aux enfants, qui peuvent contenir du lait en poudre)
- Produits lyophilisés (soupes instantanées, nouilles déshydratées)

→Autres produits alimentaires industriels :

- Barres énergétiques ou de céréales (souvent enrichies en protéines de lait)
- Sauces industrielles (comme certaines sauces à salade ou à dip)
- Substituts de repas ou compléments alimentaires (protéines de lactosérum ou whey)
- Poudres chocolatées (souvent mélangées avec du lait en poudre)

→Ingrédients cachés sur les étiquettes, termes à surveiller :

- Caséine/caséinates (de sodium, de calcium)
- Lactosérum/protéines de lactosérum
- Lactalbumine
- Lactoglobuline
- Matières grasses laitières
- Lait en poudre (ou écrémé)
- Beurre, margarine contenant du lait
- Lactose (bien que ce soit un sucre, il peut signaler la présence de lait)

→Suppléments et médicaments : Certains médicaments contiennent du lactose, sucre du lait qui n'entraîne pas d'allergie. Ces médicaments sont autorisés pour la grande majorité des enfants allergiques au lait. La composition d'éventuels suppléments vitaminiques doit quant à elle être surveillée.

- Attention aux allergies croisées avec le lait de chèvre, de brebis, d'ânesse, de jument. Il peut arriver que certains enfants allergiques au lait ne tolèrent pas la viande de bœuf.
- Préparez des repas maison : afin de minimiser les risques de contamination et d'avoir un meilleur contrôle sur les ingrédients consommés par votre

enfant, le fait-maison sera toujours une bonne solution.

- Formez votre entourage : la famille, le personnel de la petite enfance et les enseignants doivent être informés de l'allergie, savoir reconnaître les symptômes d'une réaction et être capables d'y réagir.
- Sensibilisez votre enfant : dès que possible, apprenez-lui à dire « Non merci, je suis allergique » et à reconnaître les situations à risque. Il ne doit pas partager de nourriture à l'école ou dans d'autres contextes sociaux.
- Veillez à un apport suffisant en substituts de lait pour assurer à votre enfant une bonne croissance staturo-pondérale.
- Ayez toujours un kit d'urgence : un enfant diagnostiqué avec une allergie sévère doit toujours avoir à portée de main un auto-injecteur d'adrénaline et des antihistaminiques.

Perspectives d'évolution

L'APLV s'améliore généralement avec le temps. En grandissant, certains enfants tolèrent de petites quantités de lait, notamment dans des produits cuits (comme les gâteaux cuits 20 minutes à 180 °C, th. 6), car la chaleur modifie les protéines allergènes. Suivez le plan de réintroduction proposé par votre pédiatre ou votre allergologue.

Que dois-je faire pour éviter que mon bébé ne devienne allergique au lait ?

La peau est une voie par laquelle l'enfant peut devenir allergique ; il convient donc d'éviter d'appliquer sur sa peau des crèmes ou savons contenant des protéines de lait, comme c'est le cas pour les savons et crèmes au lait d'ânesse.

Le choix du type de lait pour éviter que l'enfant ne devienne allergique dépendra des modalités d'allaitement :

- Si la mère souhaite allaiter son enfant de façon exclusive, il est établi que donner un complément de formule infantile à base de lait de vache à la maternité augmente le risque d'allergie au lait. Si un tel complément est indispensable, il faudra privilégier un hydrolysat de protéines de lait.
- Si la mère souhaite réaliser un allaitement mixte, les compléments peuvent alors être

composés de formule infantile classique de lait de vache.

- Si la mère souhaite un allaitement artificiel, une formule infantile classique de lait de vache sera donnée à l'enfant, quels que soient les antécédents allergiques de la famille.

Allergie ou intolérance au lactose ?

L'allergie aux PLV et l'intolérance au lactose sont deux réactions différentes :

- Allergie aux PLV : réaction du système immunitaire contre certaines protéines du lait.
- Intolérance au lactose : le lactose est le sucre du lait. Il nécessite une enzyme pour être digéré. L'activité de cette enzyme diminue avec le temps chez de nombreuses personnes, ce qui peut entraîner des douleurs abdominales, des ballonnements, des diarrhées ou autres troubles digestifs après consommation de produits contenant du lactose. Il ne s'agit pas d'une allergie, il n'y a pas de risque vital, et le diagnostic est souvent fait chez l'adulte ou l'enfant plus grand. De nombreux produits sans lactose existent et peuvent soulager les symptômes des patients en cas d'intolérance.

En résumé :

- L'allergie du jeune enfant a tendance à guérir avec l'âge.
- Il existe plusieurs types d'allergies, dont la gravité est variable.
- Traitement : éviction du lait et des produits laitiers. Attention aux réactivités croisées avec les laits d'autres mammifères.
- Distinction : ne pas confondre APLV et intolérance au lactose.

Pour un suivi personnalisé, consultez un allergologue ou votre pédiatre, et n'hésitez pas à solliciter l'aide d'un diététicien.

L'allergie aux œufs

Qu'est-ce que l'allergie aux œufs ?

L'allergie aux œufs est une réaction anormale du système immunitaire à certaines protéines présentes dans l'œuf. L'allergie concerne le blanc et le jaune d'œuf, bien que le blanc provoque généralement des réactions plus graves.

La cuisson fait varier l'allergénicité de l'œuf, c'est pourquoi les formes d'œuf cru, comme les desserts à base de blanc d'œuf cru, sont les plus allergisantes.

L'allergie aux œufs est l'une des allergies alimentaires les plus courantes chez les jeunes enfants, touchant environ 1 % d'entre eux.

Les symptômes de l'allergie aux œufs

Les symptômes peuvent apparaître rapidement après l'ingestion d'œufs ou d'aliments contenant des œufs, après un contact cutané ou même via l'inhalation de particules d'œuf (par exemple, lors de la cuisson).

Les symptômes sont le plus souvent ceux d'une allergie IgE-médiée. Dans ce cas, ils apparaissent dans les minutes qui suivent l'ingestion.

Il peut s'agir de signes :

- cutanés : urticaire, gonflement (des lèvres ou des paupières...) ;
- digestifs : vomissements, diarrhée, douleurs abdominales ;
- respiratoires (voies hautes) : difficultés à déglutir, modification de la voix (ou des pleurs) avec voix rauque ou aphonie (disparition de la voix), difficultés à respirer. Ces signes sont évocateurs d'un angio-œdème laryngé, anciennement appelé œdème de Quincke ;
- respiratoires (voies pulmonaires) : respiration sifflante, toux persistante, gêne pour respirer ;
- généraux : irritabilité, pleurs excessifs, malaise, perte de connaissance ;
- Lorsque plusieurs signes sont associés, ils constituent la forme la plus grave d'allergie : l'anaphylaxie.

Une forme particulière d'allergie survient parfois avec l'œuf : le SEIPA (Syndrome d'entérocolite induit par les protéines alimentaires).

Il se caractérise par l'apparition de vomissements à de nombreuses reprises, survenant dans un délai typique d'une à trois heures après la prise d'œuf. Il n'y a alors pas de signes cutanés. Ces vomissements sont particulièrement importants et peuvent entraîner un état de déshydratation très intense. Les enfants sont très fatigués et pâles. Une diarrhée peut également survenir ensuite.

Noter que l'eczéma n'est une manifestation d'allergie alimentaire que dans des cas exceptionnels. Lorsque cet eczéma est isolé et ne s'accompagne pas d'autres atteintes, il convient de ne pas mettre en place d'éviction alimentaire sans l'avis d'un médecin, car ce régime peut au contraire s'avérer dangereux et engendrer l'apparition ultérieure d'allergies.

Diagnostic de l'allergie aux œufs
Selon la forme suspectée, les méthodes de diagnostic peuvent varier :

En cas de forme IgE-médiée, la présence des anticorps responsables de l'allergie sera recherchée, soit par des tests cutanés (prick tests) soit par la recherche d'IgE à l'œuf dans une prise de sang. Souvent, la présence d'IgE spécifiques à une protéine particulière de l'œuf est recherchée : l'ovomucoïde. Si les résultats sont négatifs, il est très probable que l'enfant tolère les formes très cuites de l'œuf, comme celles présentes dans les gâteaux industriels, et le régime d'éviction n'aura pas besoin d'être aussi strict.

Dans les cas douteux, un test de provocation sera proposé à l'hôpital.

Pour le SEIPA, le diagnostic est également fait lors d'un test de provocation en milieu hospitalier.

Dans tous les cas, le diagnostic ne doit être posé que par votre médecin, et la réintroduction ne doit se faire qu'avec son accord pour éviter tout risque.

Il ne faut surtout pas mettre en place d'éviction spontanée sans un avis médical, car il y a un risque de perte de tolérance.

Traitement de l'allergie aux œufs
Un régime d'éviction des œufs sera proposé, qui variera en fonction de la tolérance de l'enfant aux formes plus cuites d'œuf.
Parfois, certains gâteaux industriels contenant de l'œuf très cuit pourront être consommés. L'éviction doit donc être adaptée en fonction des conseils de votre médecin.

L'œuf est un allergène à déclaration obligatoire. Sa présence doit figurer dans la liste des ingrédients. La plupart du temps, les enfants souffrant d'une allergie à l'œuf peuvent tolérer les mentions de précaution qui figurent sous la composition, comme « traces », « peut contenir des traces », « fabriqué dans un atelier qui utilise ».

Les protéines d'œuf peuvent être présentes dans de nombreux aliments, souvent là où on ne s'y attend pas.

Recommandations en cas d'allergie aux œufs.

→Produits évidents :

- Œufs (entiers, brouillés, durs, au plat, pochés, etc.)
- Omelettes et frittatas
- Mayonnaise (faite maison ou industrielle)
- Sauces à base d'œufs (comme la sauce hollandaise)

→ **Produits de boulangerie :**

- Pâtisseries (gâteaux, biscuits, tartes, muffins)
- Viennoiseries (croissants, pains au chocolat, brioches)
- Certains pains (notamment ceux enrichis en œufs)
- Crêpes et gaufres

→ **Plats préparés :**

- Quiches et tartes salées
- Soufflés
- Lasagnes et autres plats en sauce contenant des œufs
- Nuggets de poulet et produits panés (souvent panés avec des œufs)
- Chair de poisson

→ **Produits transformés :**

- Pâtes fraîches
- Crèmes dessert (flans, crèmes brûlées)
- Desserts (mousses au chocolat, tiramisu)

→ **Ingrédients cachés :**

- Albumine : protéine du blanc d'œuf souvent utilisée dans les aliments transformés
- Ovomucoïde, ovoglobuline, ovotransferrine, ovalbumine : protéines du blanc d'œuf
- Poudre d'œuf ou œufs déshydratés
- Œufs lyophilisés
- Ovoproduits, coagulants à base d'œuf, isolats de protéines d'œuf

→ **Produits à emporter et restauration :**

- Sandwichs (garnitures contenant œufs durs ou mayonnaise)
- Salades (ex. : salade niçoise)
- Au restaurant : demandez toujours si le plat contient des œufs

La lécithine d'œuf ne contient pas de protéines et n'est donc pas allergisante. De même, le lysozyme (E1105), un additif alimentaire, ne pose pas de problème en cas d'allergie à l'œuf.

Substituts d'œufs

En cuisine, des ingrédients comme la banane écrasée, les graines de lin mélangées à de l'eau, ou la compote de pommes peuvent remplacer les œufs. On peut également utiliser du jus de pois chiches (si l'enfant consomme par ailleurs des légumineuses).

Trousse d'urgence

En cas d'allergie IgE-médiée, l'enfant devra avoir une trousse d'urgence contenant deux stylos d'adrénaline. Une éducation thérapeutique est encouragée avec des équipes formées pour favoriser la reconnaissance des signes d'anaphylaxie et l'utilisation des différents traitements.

Immunothérapie orale

En cas d'allergie persistante, une immunothérapie orale pourra être proposée par un professionnel spécialisé en allergies alimentaires. Celle-ci consiste à administrer de petites quantités d'œuf tolérées par l'enfant, dans des conditions de sécurité, et à augmenter progressivement cette quantité tout en diminuant la cuisson des œufs jusqu'à la tolérance de toutes les formes d'œuf.

Allergies croisées

Les enfants allergiques aux œufs de poule peuvent également réagir aux œufs de cane, de caille, d'oie, de dinde, ou d'autres volailles.

Dans la plupart des cas d'allergie à l'œuf chez l'enfant, la viande de poulet ou d'autres volailles est tolérée, ce qui n'est pas forcément le cas lorsque cette allergie se déclare plus tardivement dans la vie.

Réintroduction de l'œuf

L'allergie aux œufs disparaît souvent avec l'âge, avec une tolérance d'abord pour les formes les plus cuites.

Allergie aux œufs et vaccins

En cas d'allergie à l'œuf, la vaccination contre la rougeole, les oreillons et la rubéole n'est pas contre-indiquée : même si ces vaccins sont fabriqués sur des cellules d'embryons de poulet, ils ne contiennent pas de protéines d'œuf en quantité suffisante pour déclencher des réactions. En fonction de la gravité de l'allergie à l'œuf de votre enfant, il convient d'être plus prudent pour d'autres types de vaccins, comme celui contre la fièvre jaune. Parlez-en avec votre médecin.

En résumé

- Allergie fréquente chez le jeune enfant.
- Certaines formes d'œuf bien cuit sont parfois tolérées et ne doivent pas être mises en éviction.
- Allergie qui guérit souvent avec le temps.

TOUT SAVOIR SUR

L'allergie au blé

Qu'est-ce que l'allergie au blé ?

L'allergie au blé est une réaction du système immunitaire à certaines protéines présentes dans le blé.

Les protéines du blé sont multiples. Il en existe qui sont solubles dans l'eau, et parmi elles certaines peuvent être allergisantes, d'autres sont insolubles dans l'eau, dont le gluten qui contient des gliadines et des gluténines. Ce sont ces protéines qui sont le plus souvent responsables des manifestations allergiques.

Le gluten est présent dans le blé, le seigle et l'orge. L'avoine peut parfois être contaminée par du gluten.

La maladie cœliaque est une maladie auto-immune déclenchée par le gluten, alors que l'allergie au blé est une réaction anormale du système immunitaire.

Elle tend à se manifester plus fréquemment chez les jeunes enfants et peut disparaître avec l'âge, bien que certains cas persistent à l'âge adulte.

En cas d'allergie au blé, la réponse anormale du système immunitaire peut être soit :

- non IgE-médiée : dans ce cas, la chronologie par rapport à la prise du blé n'est pas évidente à déterminer. La réponse engendre des manifestations digestives comme des reflux persistants, des coliques intenses, des diarrhées ou de la constipation ;
- IgE-médiée : il s'agit d'une allergie qui apparaît très tôt chez l'enfant, favorisée par un retard d'introduction du blé.

Une des particularités de l'allergie au blé IgE-médiée est qu'elle peut parfois se manifester uniquement à l'effort. Cela touche plus fréquemment les adultes que les enfants. La consommation de blé sans effort est parfaitement tolérée, en revanche, quand celle-ci est suivie d'un effort (qui peut être variable), les symptômes apparaissent. Le bilan allergologique est positif pour le blé.

Symptômes de l'allergie au blé IgE-médiée

Les symptômes de ce type de réaction allergique apparaissent rapidement après l'ingestion ou le contact avec des produits contenant du blé. Ils incluent :

- réactions cutanées : rougeurs, démangeaisons, urticaire (boutons qui démangent) ;

- symptômes respiratoires hauts : éternuements, nez qui coule ou congestionné, difficultés à respirer avec difficulté à déglutir, modification de la voix ;
- symptômes respiratoires bas : difficultés respiratoires, toux quinteuse, sifflements perçus dans la poitrine ;
- symptômes digestifs : douleurs abdominales, vomissements, diarrhée ;
- symptômes cardiaques : accélération du cœur, chute de tension ;
- signes généraux : malaise, changement de comportement, perte de connaissance.

En cas d'atteinte d'au moins deux organes, c'est la forme la plus sévère, l'anaphylaxie. Cette réaction nécessite une injection d'adrénaline en urgence.

Diagnostic de l'allergie au blé IgE-médiée

Le diagnostic est établi par un pédiatre ou un allergologue et repose sur :

- un interrogatoire : description des symptômes et de leur délai d'apparition après la consommation du blé ;
- des tests cutanés (prick tests) : application de petites quantités d'allergène sur la peau pour observer une réaction ;
- des tests sanguins : mesure des IgE spécifiques au blé et à ses différentes protéines ;
- des test de provocation orale en cas de doute diagnostic : effectué à l'hôpital sous surveillance médicale avec une voie veineuse. Cela consiste en l'administration progressive de blé, par ingestion, en commençant par de toutes petites quantités, pour voir si une réaction apparaît. Si l'allergie ne se manifeste qu'à l'effort, ce test peut être couplé à un effort physique.

Traitement et gestion de l'allergie au blé

Le traitement principal repose sur l'éviction des produits contenant du blé et du gluten.

- Éviction alimentaire : éviter tous les aliments à base de blé, y compris l'orge, le seigle, l'épeautre, le Kamut, et leurs dérivés.
- L'avoine est souvent tolérée, demandez l'avis de votre médecin.
- Lire les étiquettes : surveiller les termes tels que « amidon de blé », « farine de blé », « gluten », « son de blé ».
- Produits à surveiller :
  - Pains, pâtisseries, viennoiseries
  - Gâteaux et biscuits
  - Pâtes, pizzas

- Farine de blé, de seigle, de Kamut, de semoule, d'épeautre
- Céréales du petit-déjeuner (cornflakes, céréales complètes, granolas...)
- Sauces (béchamel, certaines au fromage, sauces soja...)
- Soupes et bouillon industriels (blé utilisé comme épaississant)
- Viandes panées ou transformées (chapelure généralement à base de blé ou gluten ajouté comme liant)
- Snacks : crackers, bretzels, chips aromatisées, tortillas à base de blé
- Bonbons et confiseries : contiennent souvent du gluten sous forme de gélifiants ou d'amidons
- Additifs alimentaires : amidon de blé, gluten de blé, arômes, malt de blé
- Substitut de viande végétarien : certains simili-carnés contiennent du gluten sous forme de seitan (protéine de blé)

• En remplacement du blé : riz, maïs, sarrasin, quinoa, tapioca, manioc, et pommes de terre sont parfaitement tolérés.

• Il n'est généralement pas nécessaire d'exclure les sirops de glucose et les dextroses de blé.

Mesures de précaution

• Éviction du blé : apprenez à lire les étiquettes des produits alimentaires.

• Formez votre entourage : la famille, le personnel de la petite enfance et les enseignants doivent être informés de l'allergie, savoir reconnaître les symptômes d'une réaction et être capables d'y réagir.

• Préparez des repas maison : pour minimiser les risques de contamination croisée et garder un contrôle total sur les ingrédients consommés par votre enfant, le fait-maison sera toujours une bonne solution.

• Sensibilisez votre enfant : dès que possible, apprenez-lui à dire « Non merci, je suis allergique » et à reconnaître les situations à risque. Il ne doit pas partager de nourriture à l'école ou dans d'autres contextes sociaux.

• Ayez toujours un kit d'urgence : un enfant diagnostiqué avec une allergie sévère doit toujours avoir un auto-injecteur d'adrénaline.

Évolution de l'allergie au blé

L'allergie au blé disparaît le plus souvent chez les enfants au fur et à mesure qu'ils grandissent, mais certaines formes, notamment l'allergie au blé associée à l'exercice physique, peuvent apparaître chez l'adulte.

Une immunothérapie orale (désensibilisation) au blé peut être envisagée pour les formes persistantes.

L'immunothérapie orale consiste à donner à l'enfant de petites quantités de blé qu'il tolère (en respectant des consignes de prise très strictes) et à augmenter régulièrement ces quantités sous supervision médicale, afin d'augmenter la production d'anticorps de la tolérance. Si le protocole est bien respecté, il permet souvent d'augmenter le seuil réactogène et de mettre à l'abri l'enfant d'un accident sévère en cas d'ingestion accidentelle.

Pour autant, cette immunothérapie orale n'est pas sans risque et doit être encadrée par une équipe hospitalière habituée à sa gestion. Elle démarre souvent après une discussion éclairée avec la famille sur les risques et les bénéfices attendus. Une éducation thérapeutique de l'enfant et de sa famille est vivement recommandée. Les consignes de prise doivent être respectées et un suivi rapproché est nécessaire pour éviter tout risque de réaction. Enfin, même lorsque l'enfant sera arrivé au terme de cette immunothérapie, il y aura toujours un grand risque qu'il redevienne allergique s'il arrête la consommation régulière du produit.

Pour un suivi personnalisé, consultez un allergologue ou votre pédiatre, et n'hésitez pas à solliciter l'aide d'un diététicien.

L'allergie aux fruits à coque

Qu'est-ce qu'une allergie aux fruits à coque ?

L'allergie aux fruits à coque est une réaction anormale du système immunitaire aux protéines présentes dans certains fruits à coque.

Les fruits à coque sont différents de l'arachide (cacahuètes) qui, elles, appartiennent à la famille des légumineuses ; d'ailleurs, la coque des fruits à coque est dure.

Les principaux fruits à coque sont :
- Amandes
- Noisettes
- Noix
- Noix de pécan
- Pistaches
- Noix de cajou

Et plus rarement :
- Noix de macadamia
- Noix du Brésil

La noix de coco, la noix de muscade, les pignons de pin, les châtaignes, les graines de courge et de tournesol ne sont pas des fruits à coque. Ces produits peuvent cependant provoquer des allergies.

Certains fruits à coque présentent de grandes similitudes et provoquent des allergies croisées. C'est le cas notamment de la noix de cajou, dont l'allergie s'associe la plupart du temps avec celle de la pistache. C'est également le cas pour l'allergie à la noix, qui croise avec la noix de pécan.

On peut en revanche être allergique à un seul fruit à coque tel que la noisette, sans allergie aux autres fruits à coque.

Les symptômes de l'allergie aux fruits à coque

Les symptômes d'une réaction allergique apparaissent rapidement après l'ingestion ou le contact avec des produits contenant des fruits à coque.
Ils incluent :
- réactions cutanées : rougeurs, démangeaisons, urticaire (boutons qui démangent) ;
- symptômes respiratoires hauts : éternuements, nez qui coule ou congestionné, difficultés à respirer avec difficulté à déglutir, modification de la voix ;
- symptômes respiratoires bas : difficultés respiratoires, toux quinteuse, sifflements perçus dans la poitrine ;
- symptômes digestifs : douleurs abdominales, vomissements, diarrhée ;
- symptômes cardiaques : accélération du cœur, chute de tension ;
- symptômes généraux : malaise, changement de comportement, perte de connaissance.

En cas d'atteinte d'au moins deux organes, c'est la forme la plus sévère, l'anaphylaxie. Cette réaction nécessite une injection d'adrénaline en urgence.

Diagnostic de l'allergie aux fruits à coque.

Le diagnostic est établi par un pédiatre ou un allergologue et repose sur :
- un interrogatoire : description des symptômes et de leur délai

d'apparition après la consommation de fruits à coque ;

- des tests cutanés (prick tests) : application de petites quantités d'allergènes sur la peau pour observer une réaction ;
- des tests sanguins : mesure des IgE spécifiques aux fruits à coque. Le médecin pourra également doser les immunoglobulines E dirigées contre différentes protéines des fruits à coque suspects, et voir le profil de sensibilisation de l'enfant ainsi que le risque de sévérité ;
- un test de provocation orale en cas de doute de diagnostic : effectué à l'hôpital, sous surveillance médicale avec une voie veineuse. Il consiste en l'administration progressive du fruit à coque suspect, par ingestion, en commençant par de toutes petites quantités, pour voir si une réaction apparaît.

Traitement et gestion de l'allergie

Pour éviter toute prise de risque, le traitement nécessite dans un premier temps un régime d'éviction.

Parfois, il est nécessaire de mettre en place une éviction de tous les fruits à coque ; d'autres fois, seuls certains fruits à coque seront en éviction.

- Lire les étiquettes : les fruits à coque font partie des allergènes à déclaration obligatoire. Ils doivent être indiqués dans la composition des produits sous forme distincte des autres ingrédients (gras, italique). Dans la plupart des cas, les mentions alternatives de type « Peut contenir des traces de fruits à coque » ou « Fabriqué dans un atelier qui utilise des fruits à coque » sont autorisées. Dans le cas où seules la pistache ou la noix de cajou sont mises en éviction, si le produit précise le nom d'un autre fruit à coque comme la noisette, vous pouvez le donner à votre enfant. En revanche, si l'étiquette ne détaille pas le fruits à coque présent dans la composition, vous devez le laisser en éviction.
- Attention à tous les produits transformés : chocolats, glaces, confiseries, pâtisseries industrielles, mueslis, sauces, etc.

→Exemples d'aliments à surveiller :

- Chocolats, pâte à tartiner
- Pâtisseries, gâteaux et biscuits, tels que les cookies, financiers, sablés…
- Glaces et desserts transformés
- Barres énergétiques ou granolas
- Muesli et céréales avec noix

- Mélanges d'apéritif (mélange de noix)
- Sauces pour les pâtes, notamment la sauce pesto industrielle contenant souvent de la noix de cajou, sauce roquefort (souvent avec des noix)
- Raviolis industriels pouvant contenir des fruits à coque
- Fromages à tartiner
- Plats végétariens
- Huiles, poudres ou farines de fruits à coque
- Cuisine du Moyen-Orient (pâtisseries comme le baklava, souvent à base de pistache, amandes ou noix)
- Cuisine africaine, souvent à base de noix ou amandes

Substituts : En cuisine, les fruits à coque peuvent être remplacés par des alternatives comme les graines de tournesol ou les graines de courge.

Mesures de précaution

- Éviction des fruits à coque : apprenez à lire les étiquettes des produits alimentaires.
- Formez votre entourage : la famille, le personnel de la petite enfance et les enseignants doivent être informés de l'allergie, savoir reconnaître les symptômes d'une réaction et être capables d'y réagir.
- Préparez des repas maison : afin de minimiser les risques de contamination croisée et de garder un contrôle total sur les ingrédients consommés par votre enfant, le fait-maison sera toujours une bonne solution.
- Sensibilisez votre enfant : dès que possible, apprenez-lui à dire « Non merci, je suis allergique » et à reconnaître les situations à risque. Il ne doit pas partager de nourriture à l'école ou dans d'autres contextes sociaux.
- Ayez toujours un kit d'urgence : un enfant diagnostiqué avec une allergie sévère doit toujours avoir un auto-injecteur d'adrénaline.

Évolution de l'allergie aux fruits à coque

Les allergies aux fruits à coque tendent à persister à l'âge adulte.

Immunothérapie orale (désensibilisation) aux fruits à coque

L'immunothérapie orale consiste à donner à l'enfant de petites quantités d'allergène qu'il tolère (en respectant des consignes de prise très strictes) et à augmenter régulièrement ces quantités sous supervision médicale afin d'augmenter la production d'anticorps de la tolérance. Si le protocole est bien respecté, il permet souvent d'augmenter le seuil réactogène et de mettre à l'abri l'enfant d'un accident sévère en cas d'ingestion accidentelle.

Pour autant, cette immunothérapie orale n'est pas sans risque et doit être encadrée par une équipe hospitalière habituée à sa gestion. Elle démarre souvent après une discussion éclairée avec la famille sur les risques et les bénéfices attendus. Une éducation thérapeutique de l'enfant et de sa famille est vivement recommandée. Les consignes de prise doivent être respectées et un suivi rapproché est nécessaire pour éviter le risque de réaction.

Enfin, lorsque l'enfant sera arrivé au terme de cette immunothérapie, il y aura toujours un grand risque qu'il redevienne allergique s'il arrête la consommation régulière du produit. Une fois engagé dans ce protocole, il est donc nécessaire de consommer à vie l'aliment.

Les enfants éprouvant souvent un dégoût spontané de l'allergène auquel ils réagissent, cette consommation au long terme peut s'avérer difficile. Ainsi, l'immunothérapie peut être un traitement intéressant, mais sa présentation doit bien prendre en compte les bénéfices et les risques à la mettre en place. En aucun cas, elle n'est obligatoire.

En résumé

- Fréquence : fréquente chez les jeunes enfants, elle peut ne concerner que certains fruits à coque, avec néanmoins des réactions croisées assez systématiques entre pistache et noix de cajou, et noix et noix de pécan.
- Les symptômes sont immédiats après la consommation et peuvent être sévères (anaphylaxie).
- Gestion : éviction des fruits à coque, auto-injecteur d'adrénaline en cas de réaction sévère. Dans certains cas, une immunothérapie orale peut être proposée.

Pour un suivi personnalisé, consultez un allergologue ou votre pédiatre, et n'hésitez pas à solliciter l'aide d'un diététicien.

L'allergie à l'arachide (cacahuète)

Qu'est-ce que l'allergie à l'arachide ?

L'allergie à l'arachide est une réaction anormale du système immunitaire à certaines protéines présentes dans la cacahuète (ou arachide).

C'est l'une des allergies alimentaires les plus graves et souvent les plus persistantes dans le temps.

Dans le langage courant, on entend souvent dire « les » arachides, mais en réalité il n'existe qu'une seule arachide : la cacahuète (ces deux termes veulent dire la même chose). Contrairement à ce que l'on croit souvent, l'arachide n'est pas un fruit à coque. D'ailleurs, la coque de l'arachide est molle, contrairement à celle des fruits à coque, qui est dure. L'arachide appartient à la famille des légumineuses, comme les lentilles, les petits pois, le soja, le lupin...

Les symptômes de l'allergie à l'arachide

- Les symptômes d'une réaction allergique apparaissent rapidement après l'ingestion ou le contact avec des produits contenant de l'arachide. Ils incluent :
- réactions cutanées : rougeurs, démangeaisons, urticaire (boutons qui démangent) ;
- symptômes respiratoires hauts : éternuements, nez qui coule ou congestionné, difficultés à respirer avec difficulté à déglutir, modification de la voix ;
- symptômes respiratoires bas : difficultés respiratoires, toux quinteuse, sifflements perçus dans la poitrine ;
- symptômes digestifs : douleurs abdominales, vomissements, diarrhée ;
- symptômes cardiaques : accélération du cœur, chute de tension.

Lorsqu'au moins deux organes sont touchés après avoir consommé de l'arachide, on parle d'anaphylaxie.

Diagnostic de l'allergie à l'arachide

Le diagnostic d'une allergie à l'arachide chez l'enfant repose sur plusieurs facteurs :

- Antécédents médicaux : analyse des circonstances dans lesquelles sont apparues les réactions (ingestion ou contact accidentel avec de l'arachide), du délai entre l'exposition et l'apparition des symptômes, et des types de symptômes observés (cutanés, respiratoires, digestifs).

- Tests cutanés (prick tests) : le médecin applique une petite quantité d'extrait d'arachide sur la peau pour voir si une réaction allergique se produit.
- Tests sanguins : dosage des IgE spécifiques à l'arachide. Ces tests peuvent également doser la présence d'IgE contre certaines protéines particulières de l'arachide et déterminer des facteurs de gravité ou non.
- Test de provocation orale : l'arachide est réintroduite sous surveillance médicale en milieu hospitalier pour confirmer l'allergie.

Traitement de l'allergie à l'arachide
Le traitement principal consiste en l'éviction de l'arachide et des produits qui en contiennent. Dans la plupart des cas, les mentions alternatives de type « Peut contenir des traces d'arachide » ou « Fabriqué dans un atelier qui utilise de l'arachide » sont autorisées.

De même, l'huile d'arachide raffinée en Europe ne contient pas de protéines d'arachide et n'est donc pas allergisante. Ainsi, même un enfant allergique à l'arachide peut consommer des frites cuisinées avec de l'huile d'arachide (si la bouteille porte le sigle européen) !

Produits à risque :
- Beurre de cacahuète (peanut butter, Dakatine)
- Cacahuètes grillées, salées ou enrobées
- Biscuits apéritifs type Curly, 3D à la cacahuète...
- Pâtes, crèmes et sauces à base d'arachide (très fréquentes dans les cuisines asiatiques, créoles ou africaines, ex. : sauce satay, mafé...)
- Mélanges apéritifs
- Barres énergétiques
- Confiseries (chocolats, bonbons), barres chocolatées, nougat, energy-balls
- Produits de boulangerie (biscuits, gâteaux)

L'arachide est un allergène qui « colle » sur les surfaces. Il faut donc faire très attention quand d'autres personnes consomment de l'arachide : ne pas boire dans leur verre, éviter qu'elles fassent un bisou à l'enfant allergique, et ne pas faire consommer à l'enfant des produits sans arachide mais qui auraient été touchés par une autre personne en consommant. La situation la plus à risque en France est l'apéritif, où l'on retrouve fréquemment de l'arachide et où la vigilance peut être un peu diminuée dans ce moment festif. Il vaut donc mieux que tout le monde se prive de cacahuètes à l'apéritif à proximité d'un enfant allergique.

Enfin, certains enfants peuvent réagir à la simple inhalation de protéines d'arachide et ne tolèrent donc même pas qu'on ouvre un paquet de cacahuètes en leur présence.

Allergies croisées

L'arachide est une légumineuse, mais certaines de ses protéines allergisantes présentent des similitudes avec celles de certains fruits à coque. Il peut donc exister des allergies croisées. De la même façon, certaines légumineuses peuvent croiser avec l'arachide. Dans tous les cas, tant que votre enfant consomme les autres ingrédients, il ne faut pas mettre en place d'éviction sans un avis médical. Votre allergologue vous aidera à cibler les allergènes à consommer ou à éviter (une simple prise de sang ne suffit pas).

Précautions alimentaires

- Éviction stricte de l'arachide : apprenez à lire les étiquettes des produits alimentaires.
- Formez votre entourage : la famille, le personnel de la petite enfance et les enseignants doivent être informés de l'allergie, savoir reconnaître les symptômes d'une réaction et être capables d'y réagir.
- Préparez des repas maison : afin de minimiser les risques de contamination croisée et de garder un contrôle total sur les ingrédients consommés par votre enfant, le fait-maison sera toujours une bonne solution.
- Sensibilisez votre enfant : dès que possible, apprenez-lui à dire « Non merci, je suis allergique » et à reconnaître les situations à risque. Il ne doit pas partager de nourriture à l'école ou dans d'autres contextes sociaux.
- Ayez toujours un kit d'urgence : un enfant diagnostiqué avec une allergie sévère doit toujours avoir un auto-injecteur d'adrénaline.

L'évolution de l'allergie à l'arachide

L'allergie à l'arachide chez les enfants persiste à l'âge adulte dans 80 % des cas.

Immunothérapie orale (désensibilisation) à l'arachide

L'immunothérapie orale consiste à donner à l'enfant de petites quantités d'arachide qu'il tolère (en respectant des consignes de prise très strictes) et à augmenter régulièrement ces quantités sous supervision médicale afin d'augmenter la production d'anticorps de la tolérance. Si le protocole est bien respecté, il permet souvent d'augmenter le seuil réactogène et de mettre à l'abri l'enfant d'un accident sévère en cas d'ingestion accidentelle.

Pour autant, cette immunothérapie orale n'est pas sans risque et doit être encadrée par une équipe hospitalière habituée à sa gestion. Elle démarre souvent après une discussion éclairée avec la famille sur les risques et les bénéfices attendus. Une éducation thérapeutique de l'enfant et de sa famille est vivement recommandée. Les consignes de prise doivent être respectées et un suivi rapproché est nécessaire pour éviter le risque de réaction. Enfin, lorsque l'enfant sera arrivé au terme de cette immunothérapie, il y aura toujours un grand risque qu'il redevienne allergique s'il arrête la consommation régulière du produit. Une fois engagé dans ce protocole, il est donc nécessaire de consommer à vie l'aliment. Avec l'arachide, les enfants éprouvent souvent un dégoût spontané, ce qui peut rendre cette consommation à long terme difficile.

Ainsi, l'immunothérapie peut être un traitement intéressant, mais sa présentation doit bien prendre en compte les bénéfices et les risques à la mettre en place. En aucun cas, elle n'est obligatoire. Cette immunothérapie se pratiquait jusqu'à présent avec des produits contenant de l'arachide. Depuis peu, un médicament spécifique a été approuvé pour la mise en place de ce traitement. Ces gélules d'arachide sont fournies uniquement en milieu hospitalier.

En résumé

- Fréquence : l'allergie à l'arachide touche environ 1 à 2 % des enfants et cette prévalence a augmenté au cours des dernières décennies. La plupart des enfants la développent avant l'âge de trois ans et, pour beaucoup d'entre eux, elle persiste à l'âge adulte.
- Les symptômes : ils sont immédiats après la consommation et peuvent être sévères (anaphylaxie).
- Traitement : éviction de l'arachide, une immunothérapie orale peut être proposée dans certains cas.

Pour un suivi personnalisé, consultez un allergologue ou votre pédiatre, et n'hésitez pas à solliciter l'aide d'un diététicien.

TOUT SAVOIR SUR

L'allergie au soja

Qu'est-ce que l'allergie au soja ?

L'allergie au soja est une réaction du système immunitaire à certaines protéines présentes dans le soja.

Le soja est une légumineuse de la même famille que les lentilles, les petits pois, les fèves ou l'arachide.

Les haricots mungo sont appelés de façon inappropriée « pousse de soja » mais ne sont pas concernés en cas d'allergie au soja.

Le soja, souvent utilisé comme substitut de la viande ou dans des produits transformés, peut se retrouver dans de nombreux aliments.

Il existe parfois des allergies à plusieurs légumineuses, mais seul votre médecin vous recommandera les évictions adaptées. Il ne faut en aucun cas supprimer de l'alimentation de votre enfant les autres légumineuses qui sont tolérées.

Symptômes de l'allergie au soja IgE-médiée

Les symptômes d'une réaction allergique apparaissent rapidement après l'ingestion ou le contact avec des produits contenant du soja.
Ils incluent :

- réactions cutanées : rougeurs, démangeaisons, urticaire (boutons qui démangent) ;
- rymptômes respiratoires hauts : éternuements, nez qui coule ou congestionné, difficultés à respirer avec difficulté à déglutir, modification de la voix ;
- symptômes respiratoires bas : difficultés respiratoires, toux quinteuse, sifflements perçus dans la poitrine ;
- symptômes digestifs : douleurs abdominales, vomissements, diarrhée ;
- symptômes cardiaques : accélération du cœur, chute de tension ;

Lorsqu'au moins deux organes sont touchés après avoir consommé du soja, on parle d'anaphylaxie.

Diagnostic de l'allergie au soja

Le diagnostic d'une allergie au soja chez l'enfant repose sur plusieurs facteurs :

- Interrogatoire médical : analyse des circonstances dans lesquelles sont apparues les réactions (ingestion ou contact accidentel), du délai entre l'exposition et l'apparition des symptômes, et des types de symptômes observés.
- Tests cutanés (prick tests) : le médecin applique une petite quantité

d'extrait de soja sur la peau pour voir si une réaction allergique se produit.

- Tests sanguins : dosage des IgE spécifiques au soja. Ces tests peuvent également doser la présence d'IgE contre certaines protéines particulières du soja et déterminer des facteurs de gravité ou non.
- Test de provocation orale : le soja est réintroduit sous surveillance médicale en milieu hospitalier pour confirmer l'allergie.

Traitement et gestion de l'allergie au soja

Le traitement principal repose sur l'éviction des protéines de soja.

- Éviction alimentaire : évitez les produits à base de soja, qui se trouvent dans de nombreux aliments transformés.
- Lire les étiquettes : surveillez les mentions comme « protéines de soja », la lécithine de soja ne pose généralement aucun problème car elle ne contient quasiment pas de protéines.
- Produits à surveiller :
  - Produits à base de soja : tofu, tempeh, lait de soja, yaourts au soja, miso, sauce soja, protéines de soja texturées, natto, edamame.
  - Aliments transformés : produits à base de viandes reconstituées (saucisses, hamburgers, boulettes de viande), plats végétariens/végétaliens, barres énergétiques, céréales, mueslis, snacks salés, chocolat, certains gâteaux, sauces asiatiques (sauce soja, teriyaki, hoisin), certaines vinaigrettes.
  - Pains, pâtisseries et viennoiseries : présence possible de protéines ou de farine de soja.

Substituts alimentaires

Il existe plusieurs alternatives au soja :

- Protéines : viandes, poissons, œufs, légumineuses (lentilles, pois chiches) pour remplacer les substituts de viande à base de soja.
- Boissons végétales : à base d'amande, de riz, d'avoine, de coco en remplacement du « lait » de soja. Ces boissons ne remplacent en aucun cas le lait maternel ou les préparations pour nourrissons.
- Huile de cuisson : huiles d'olive, de tournesol ou de colza en remplacement de l'huile de soja.

Mesures de précaution

- Éviction du soja : apprenez à lire les étiquettes des produits alimentaires.
- Formez votre entourage : la famille, le personnel de la petite enfance et les enseignants doivent être informés de l'allergie, savoir reconnaître les symptômes d'une réaction et être capables d'y réagir.
- Préparez des repas maison : afin de minimiser les risques de contamination croisée et de garder un contrôle total sur les ingrédients consommés par votre enfant, le fait-maison sera toujours une bonne solution.
- Sensibilisez votre enfant : dès que possible, apprenez-lui à dire « Non merci, je suis allergique » et à reconnaître les situations à risque. Il ne doit pas partager de nourriture à l'école ou dans d'autres contextes sociaux.
- Ayez toujours un kit d'urgence : un enfant diagnostiqué avec une allergie sévère doit toujours avoir un auto-injecteur d'adrénaline.

Évolution de l'allergie au soja

L'allergie au soja peut disparaître chez certains enfants en grandissant.

Un suivi régulier avec un allergologue est recommandé pour évaluer l'évolution de l'allergie et déterminer si l'enfant a développé une tolérance.

En résumé

- Les protéines de soja sont fréquemment utilisées dans les aliments transformés. La lécithine de soja ne pose généralement pas de problème aux personnes allergiques.
- Symptômes pouvant aller jusqu'à l'anaphylaxie.
- Gestion : éviction des produits contenant du soja et utilisation d'un auto-injecteur d'adrénaline en cas d'anaphylaxie.
- Suivi : suivi régulier par un allergologue pour surveiller l'évolution de l'allergie.

Pour un suivi personnalisé, consultez un allergologue ou votre pédiatre, et n'hésitez pas à solliciter l'aide d'un diététicien.

L'allergie au lupin

Qu'est-ce que l'allergie au lupin ?

L'allergie au lupin est une réaction du système immunitaire à certaines protéines présentes dans les graines de lupin. Le lupin est une légumineuse comme l'arachide, le soja, les lentilles ou les pois. Le lupin est souvent utilisé comme alternative protéique dans les produits sans gluten et dans divers aliments transformés.

Symptômes de l'allergie au lupin

Les symptômes d'une réaction allergique apparaissent rapidement après l'ingestion ou le contact avec des produits contenant du lupin.
Ils incluent :

- réactions cutanées : rougeurs, démangeaisons, urticaire (boutons qui démangent) ;
- symptômes respiratoires hauts : éternuements, nez qui coule ou congestionné, difficultés à respirer avec difficulté à déglutir, modification de la voix ;
- symptômes respiratoires bas : difficultés respiratoires, toux quinteuse, sifflements perçus dans la poitrine ;
- symptômes digestifs : douleurs abdominales, vomissements, diarrhée ;
- symptômes cardiaques : accélération du cœur, chute de tension.

Lorsqu'au moins deux organes sont touchés, on parle d'anaphylaxie.

Diagnostic de l'allergie au lupin

Il repose sur plusieurs facteurs :

- Interrogatoire médical : analyse des circonstances dans lesquelles sont apparues les réactions (ingestion accidentelle du lupin), du délai entre l'exposition et l'apparition des symptômes, et des types de symptômes observés (cutanés, respiratoires, digestifs).
- Tests cutanés (prick tests) : le médecin applique une petite quantité de farine de lupin sur la peau pour voir si une réaction allergique se produit.
- Tests sanguins : dosage des IgE spécifiques au lupin.
- Test de provocation orale : le lupin est réintroduit sous surveillance médicale en milieu hospitalier pour confirmer l'allergie.

Traitement et gestion de l'allergie au lupin

Le traitement principal de l'allergie au lupin repose sur l'éviction des produits contenant du lupin.

- Éviction alimentaire : évitez tous les aliments contenant du lupin et surveillez les ingrédients des aliments transformés. Le lupin est souvent présent dans des produits inattendus, tels que :

- les produits à base de lupin : farine de lupin, protéines de lupin, pâtes à base de lupin ;
- les aliments transformés : barres protéinées, produits de boulangerie, biscuits, galettes, substituts de viande.
- Lire les étiquettes : surveillez les mentions comme « farine de lupin », « protéines de lupin », « lupin » dans les ingrédients des aliments.
- Le lupin est également consommé sous forme de graines (parfois à l'apéritif).

Substituts alimentaires

Il existe plusieurs alternatives au lupin pour la cuisine :

- Protéines alternatives : viandes, poissons, œufs, légumineuses (lentilles, pois chiches) pour remplacer les substituts de viande à base de lupin.
- Farines alternatives : farine de riz, farine de maïs ou farine d'avoine pour remplacer la farine de lupin dans les recettes.

Mesures de précaution

- Éviction du lupin : apprenez à lire les étiquettes des produits alimentaires.
- Formez votre entourage : la famille, le personnel de la petite enfance et les enseignants doivent être informés de l'allergie, savoir reconnaître les symptômes d'une réaction et être capables d'y réagir.
- Préparez des repas maison : afin de minimiser les risques de contamination croisée et de garder un contrôle total sur les ingrédients consommés par votre enfant, le fait-maison sera toujours une bonne solution.
- Sensibilisez votre enfant : dès que possible, apprenez-lui à dire « Non merci, je suis allergique » et à reconnaître les situations à risque. Il ne doit pas partager de nourriture à l'école ou dans d'autres contextes sociaux.
- Ayez toujours un kit d'urgence : un enfant diagnostiqué avec une allergie sévère doit toujours avoir un auto-injecteur d'adrénaline.

Évolution de l'allergie au lupin

L'allergie au lupin peut persister chez certains enfants.

Contrairement à d'autres allergies alimentaires, il n'existe pas de données claires sur la tolérance au lupin, et il est important de suivre régulièrement l'évolution de l'allergie avec un allergologue.

En résumé

- Fréquence : moins fréquente, mais les allergies aux légumineuses sont en augmentation.
- Symptômes : réactions cutanées, digestives, respiratoires, avec un risque d'anaphylaxie.
- Gestion : éviction complète des produits contenant du lupin, utilisation d'un auto-injecteur d'adrénaline en cas de réaction sévère.
- Suivi : suivi régulier par un allergologue pour surveiller l'évolution de l'allergie.

Pour un suivi personnalisé, consultez un allergologue ou votre pédiatre, et n'hésitez pas à solliciter l'aide d'un diététicien.

L'allergie au poisson

Qu'est-ce que l'allergie au poisson ?

L'allergie au poisson est une réaction du système immunitaire à certaines protéines présentes dans le poisson, telles que la parvalbumine.

L'allergie au poisson persiste généralement à l'âge adulte et nécessite une gestion sur le long terme.

Il existe souvent une réactivité croisée entre les différents poissons.

Symptômes de l'allergie au poisson IgE-médiée

Les symptômes apparaissent peu de temps après l'ingestion, le contact, ou parfois même l'inhalation de vapeurs de cuisson de poisson.

Ils incluent :

- réactions cutanées : rougeurs, démangeaisons, urticaire (boutons qui démangent) ;
- symptômes respiratoires hauts : éternuements, nez qui coule ou congestionné, difficultés à respirer avec difficulté à déglutir, modification de la voix ;
- symptômes respiratoires bas : difficultés respiratoires, toux quinteuse, sifflements perçus dans la poitrine ;
- symptômes digestifs : douleurs abdominales, vomissements, diarrhée ;
- symptômes cardiaques : accélération du cœur, chute de tension.
- Lorsqu'au moins deux organes sont touchés après avoir consommé du poisson, on parle d'anaphylaxie.

Diagnostic de l'allergie au poisson

Le diagnostic d'une allergie au poisson chez l'enfant repose sur plusieurs facteurs :

- Interrogatoire médical : analyse des circonstances dans lesquelles sont apparues les réactions, du délai entre l'exposition et l'apparition des symptômes, et des types de symptômes observés.
- Tests cutanés (prick tests) : le médecin applique une petite quantité d'extrait de poisson sur la peau pour voir si une réaction allergique se produit.
- Tests sanguins : dosage des IgE spécifiques au poisson. Ces tests peuvent également doser la présence d'IgE contre certaines protéines particulières du poisson.
- Test de provocation orale en cas de doute sur le diagnostic : le poisson est réintroduit sous surveillance médicale en milieu hospitalier pour confirmer l'allergie.

Traitement et gestion de l'allergie au poisson

Le traitement de l'allergie au poisson repose sur l'éviction stricte de tout produit contenant du poisson.

Cela peut nécessiter des ajustements dans le régime alimentaire familial et une vigilance constante sur la lecture des étiquettes.

- Éviction alimentaire : il existe souvent une réactivité croisée entre les différents poissons, il convient donc d'éviter tous les types de poissons et les produits transformés contenant des extraits de poisson (sauces, surimi, certaines préparations industrielles).
- Produits à surveiller :
  - Poisson frais, surgelé ou en conserve.
  - Bouillons ou sauces à base de poisson (bouillon de poisson, sauce Worcestershire).
  - Aliments transformés contenant des extraits de poisson (plats préparés, surimi).
  - Pâtes de poisson, huile de poisson.
  - Certains aliments asiatiques contenant des sauces de poisson (sauce nuoc-mâm, soupe miso).
- Substituts : dans les plats nécessitant du poisson, il est possible d'utiliser (en l'absence d'allergie) des alternatives comme le tofu, les légumineuses (lentilles, pois chiches) ou les substituts de viande végétariens pour maintenir un apport en protéines. Certains champignons, comme les pleurotes, ont une texture charnue qui peut imiter celle du poisson dans certaines recettes.

Mesures de précaution

- Éviction du poisson : apprenez à lire les étiquettes des produits alimentaires.
- Formez votre entourage : la famille, le personnel de la petite enfance et les enseignants doivent être informés de l'allergie, savoir reconnaître les symptômes d'une réaction et être capables d'y réagir.
- Préparez des repas maison : afin de minimiser les risques de contamination croisée et de garder un contrôle total sur les ingrédients consommés par votre enfant, le fait-maison sera toujours une bonne solution.
- Sensibilisez votre enfant : dès que possible, apprenez-lui à dire « Non merci, je suis allergique » et à reconnaître les situations à risque. Il ne doit pas partager de nourriture à l'école ou dans d'autres contextes sociaux.
- Ayez toujours un kit d'urgence : un enfant diagnostiqué avec une allergie sévère doit toujours avoir un auto-injecteur d'adrénaline.

L'alimentation sans produits de la mer

Il est parfaitement possible d'équilibrer son alimentation et celle de son enfant tout en y évinçant les produits de la mer. Il faut toutefois veiller à maintenir un apport en protéines et en oméga-3 satisfaisant. Voici quelques conseils que vous pouvez facilement appliquer, en vérifiant bien sûr qu'il n'y ait pas d'autres allergènes dangereux pour votre enfant.

Adopter les protéines végétales ou animales adaptées aux jeunes enfants

- Lentilles, pois chiches, haricots : ces légumineuses, riches en protéines et en fibres, peuvent être introduites sous forme de purées ou bien cuites pour les jeunes enfants.
- Tofu doux ou tempeh : le tofu, en particulier le tofu soyeux, est facile à digérer pour les jeunes enfants et peut être ajouté à des soupes, des purées ou des plats principaux. L'ANSES recommande de ne pas ajouter de produits à base de soja dans l'alimentation de votre enfant avant ses trois ans à cause des risques liés aux phytœtrogènes.
- Œufs : une excellente source de protéines et de graisses saines pour les enfants. Les œufs peuvent remplacer les protéines du poisson dans l'alimentation des jeunes

- **Sources d'oméga-3 pour le développement cérébral**

Les acides gras oméga-3 sont particulièrement importants pour le développement cérébral et oculaire chez les jeunes enfants.

Voici des alternatives aux oméga-3 provenant des poissons gras :

- Graines de lin moulues : à ajouter en petites quantités dans les compotes, les yaourts ou les purées (moudre les graines pour une meilleure absorption).
- Graines de chia : riches en oméga-3, elles peuvent être incorporées dans des smoothies ou des compotes pour les enfants.
- Huile de colza : à utiliser dans les préparations froides, comme les vinaigrettes ou les purées.
- Noix finement broyées : elles peuvent être une bonne source d'oméga-3 et peuvent être ajoutées sous forme de poudre dans des plats.

Suppléments d'oméga-3 adaptés aux enfants

Si l'enfant ne consomme pas d'aliments riches en oméga-3, il existe des suppléments d'origine végétale (comme ceux à base d'algues) spécialement conçus pour les jeunes enfants. Consultez un pédiatre avant d'introduire tout supplément.

Produits laitiers enrichis

Certains produits laitiers, comme les yaourts et les laits pour enfants, sont enrichis en nutriments essentiels (vitamine D, calcium, acides gras oméga-3) et peuvent aider à compenser l'absence de poisson dans leur alimentation.

Allergies croisées

L'allergie au poisson n'implique pas nécessairement une allergie aux crustacés (comme les crevettes, les crabes ou les mollusques), bien que les deux types d'allergies puissent parfois coexister.

Les poissons entre eux peuvent aussi provoquer des réactions croisées. Si un enfant est allergique à un type de poisson, il peut réagir à d'autres espèces.

Enfin, l'allergie au poisson est due à une réaction anormale aux protéines et ne concerne absolument pas l'iode que peuvent contenir les produits de la mer. Votre enfant n'a donc aucune contre-indication à la réalisation d'un scanner qui nécessiterait une injection de produit de contraste iodé.

Évolution de l'allergie au poisson

Contrairement à certaines allergies alimentaires (comme celle au lait ou aux œufs), l'allergie au poisson persiste souvent à l'âge adulte.

Il est donc important de maintenir un suivi régulier avec un allergologue pour évaluer l'évolution de l'allergie et adapter les mesures de précaution.

En résumé

- L'allergie au poisson est fréquente. Elle concerne souvent plusieurs poissons. Certains enfants peuvent même réagir à l'inhalation de protéines de poisson lors de la cuisson.
- Les symptômes d'allergie Ig-E-médiée peuvent aller jusqu'à l'anaphylaxie et nécessitent alors un auto-injecteur d'adrénaline.
- Cette allergie peut persister dans le temps.
- Il n'y a pas nécessairement de réactivité croisée avec les autres produits de la mer.
- En aucun cas la molécule d'iode n'est impliquée, il n'y a pas de contre-indication à la réalisation d'un scanner avec injection d'un produit de contraste iodé.

Pour un suivi personnalisé, consultez un allergologue ou votre pédiatre, et n'hésitez pas à solliciter l'aide d'un diététicien.

L'allergie aux crustacés

Qu'est-ce que l'allergie aux crustacés ?

L'allergie aux crustacés est une réaction du système immunitaire à certaines protéines présentes dans les crustacés (comme les crevettes, les crabes, les homards, les langoustines).

Elle se manifeste souvent dès l'enfance, bien que cette allergie puisse apparaître plus tardivement. Contrairement à certaines allergies alimentaires, l'allergie aux crustacés persiste généralement à l'âge adulte.

La protéine allergisante la plus fréquente est la tropomyosine, présente dans tous les types de crustacés. Cela signifie qu'une personne allergique à un type de crustacé a de fortes chances de réagir également aux autres espèces.

Cette tropomyosine présente beaucoup de similitudes avec celle des acariens (on pense d'ailleurs qu'une grande partie des personnes allergiques aux crustacés via cette tropomyosine le deviennent car elles sont allergiques aux acariens) ou celle des escargots de Bourgogne.

Symptômes de l'allergie aux crustacés

Les symptômes d'une réaction allergique apparaissent rapidement après l'ingestion, le contact ou l'inhalation des vapeurs de cuisson des crustacés. Ils incluent :

- réactions cutanées : rougeurs, démangeaisons, urticaire (boutons qui démangent) ;
- symptômes respiratoires hauts : éternuements, nez qui coule ou congestionné, difficultés à respirer avec difficulté à déglutir, modification de la voix ;
- symptômes respiratoires bas : difficultés respiratoires, toux quinteuse, sifflements perçus dans la poitrine ;
- symptômes digestifs : douleurs abdominales, vomissements, diarrhée ;
- symptômes cardiaques : accélération du cœur, chute de tension.

Lorsqu'au moins deux organes sont touchés après avoir consommé du soja, on parle d'anaphylaxie.

Diagnostic de l'allergie aux crustacés

Il repose sur plusieurs facteurs :

- Interrogatoire médical : analyse des circonstances dans lesquelles sont apparues les réactions (ingestion ou contact accidentel), du délai entre l'exposition et l'apparition des symptômes, et des types de symptômes observés.
- Tests cutanés (prick tests) : le médecin applique une petite quantité d'extrait de crevette ou d'un autre crustacé sur la peau pour voir si une réaction allergique se produit.
- Tests sanguins : dosage des IgE spécifiques aux crevettes. Ces tests peuvent également doser la présence d'IgE contre certaines protéines particulières des crustacés, dont la tropomyosine.
- Test de provocation orale en cas de doute : le crustacé, le plus souvent la crevette, est réintroduit sous surveillance médicale en milieu hospitalier pour confirmer l'allergie.

Traitement et gestion de l'allergie aux crustacés

Le traitement principal de l'allergie aux crustacés repose sur une éviction stricte de tous les produits contenant des crustacés, et souvent également des escargots de Bourgogne par allergie croisée.

Cela implique de vérifier soigneusement les étiquettes des produits alimentaires et d'adopter des mesures préventives lors des repas à l'extérieur.

- Éviction alimentaire : il est important d'éviter tous les types de crustacés tels que les crevettes, crabes, homards, langoustines ou gambas. Les sauces accompagnant les poissons peuvent également contenir des crustacés.

- Produits à surveiller :
  - Fruits de mer et plats à base de fruits de mer (crevettes, crabes, homards, langoustines, bouillabaisse, paella).
  - Plats asiatiques (comme les sauces à base de crustacés, les rouleaux de printemps).
  - Soupes, sauces et plats préparés contenant des extraits de crustacés ou du bouillon de fruits de mer.
  - Certains assaisonnements et produits transformés (sauces et assaisonnements asiatiques, surimi).
  - Certains plats dans les restaurants de fruits de mer et les restaurants asiatiques.

Mesures de précaution

- Éviction stricte des crustacés : apprenez à lire les étiquettes des produits alimentaires.
- Formez votre entourage : la famille, le personnel de la petite enfance et les enseignants doivent être informés de l'allergie, savoir reconnaître les symptômes d'une réaction et être capables d'y réagir.
- Préparez des repas maison : afin de minimiser les risques de contamination croisée et de garder un contrôle total sur les ingrédients consommés par votre enfant, le fait-maison sera toujours une bonne solution.
- Sensibilisez votre enfant : dès que possible, apprenez-lui à dire « Non merci, je suis allergique » et à reconnaître les situations à risque. Il ne doit pas partager de nourriture à l'école ou dans d'autres contextes sociaux.
- Ayez toujours un kit d'urgence : un enfant diagnostiqué avec une allergie sévère doit toujours avoir un auto-injecteur d'adrénaline

Allergies croisées

Les crustacés appartiennent à la famille des fruits de mer. Toutefois, il n'y a pas nécessairement de réactivité croisée avec les poissons ou les mollusques, qui peuvent encore être consommés s'ils n'entraînent pas de manifestation allergique.

La tropomyosine des escargots de Bourgogne présente de fortes similitudes avec celle de la crevette et peut engendrer des réactivités croisées.

Le régime d'éviction approprié sera précisé par votre médecin.

Enfin, l'allergie aux crustacés est due à une réaction anormale du système immunitaire aux protéines et ne concerne absolument pas l'iode que peuvent contenir les produits de la mer. Il n'existe donc pas de réactivité croisée avec d'autres produits contenant de l'iode. Votre enfant n'a aucune contre-indication à la réalisation d'un scanner qui nécessiterait une injection de produit de contraste iodé.

Évolution de l'allergie aux crustacés
L'allergie aux crustacés est généralement persistante et peu d'enfants y développent une tolérance avec le temps. Elle a tendance à durer toute la vie, ce qui nécessite une gestion sur le long terme.

En résumé
- Fréquence : allergie plus fréquente chez l'adulte que chez l'enfant.
- Symptômes : immédiats, pouvant aller jusqu'à l'anaphylaxie.
- Gestion : éviction stricte des produits contenant des crustacés, auto-injecteur d'adrénaline en cas de réaction sévère.
- Suivi : régulier par un allergologue pour surveiller l'évolution de l'allergie.

Pour un suivi personnalisé, consultez un allergologue ou votre pédiatre, et n'hésitez pas à solliciter l'aide d'un diététicien.

L'allergie aux mollusques

Qu'est-ce que l'allergie aux mollusques ?
L'allergie aux mollusques est une réaction du système immunitaire à certaines protéines présentes dans les mollusques. Parmi les mollusques, on trouve les huîtres, les moules, les palourdes, les calamars, les escargots et les seiches.
Cette allergie, bien que moins courante que celle aux crustacés, est souvent sévère et peut parfois survenir dès l'enfance. L'allergie aux mollusques tend à persister à l'âge adulte et nécessite une surveillance et une gestion continues.
Les réactions croisées avec d'autres fruits de mer, notamment les crustacés, sont possibles, bien qu'une allergie aux mollusques ne signifie pas nécessairement une allergie aux crustacés.

Symptômes de l'allergie aux mollusques
Les symptômes apparaissent généralement vite après l'ingestion ou, dans certains cas, l'inhalation de vapeur de cuisson voire la manipulation de mollusques.
Ils incluent :
- réactions cutanées : rougeurs, démangeaisons, urticaire (boutons qui démangent) ;

- symptômes respiratoires hauts : éternuements, nez qui coule ou congestionné, difficultés à respirer avec difficulté à déglutir, modification de la voix ;
- symptômes respiratoires bas : difficultés respiratoires, toux quinteuse, sifflements perçus dans la poitrine ;
- symptômes digestifs : douleurs abdominales, vomissements, diarrhée ;
- symptômes cardiaques : accélération du cœur, chute de tension.

Lorsqu'au moins deux organes sont touchés, on parle d'anaphylaxie.

Diagnostic de l'allergie aux mollusques

Il repose sur plusieurs facteurs :

- Interrogatoire médical : analyse des circonstances dans lesquelles sont apparues les réactions, du délai entre l'exposition et l'apparition des symptômes, et des types de symptômes observés.
- Tests cutanés (prick tests) : le médecin applique une petite quantité du mollusque suspect sur la peau et pique à travers pour voir si une réaction allergique se produit.
- Tests sanguins : dosage des IgE spécifiques au mollusque.
- Test de provocation orale : le mollusque suspect est réintroduit sous surveillance médicale en milieu hospitalier pour confirmer l'allergie.

Traitement et gestion de l'allergie aux mollusques

La principale stratégie pour gérer l'allergie aux mollusques est l'éviction de tous les produits alimentaires susceptibles d'en contenir.

Les mollusques peuvent être présents dans les produits transformés ou les plats préparés, en particulier dans les cuisines asiatique et méditerranéenne.

- Éviction alimentaire : évitez tous les types de mollusques, tels que les huîtres, moules, palourdes, pétoncles, seiches, calamars, escargots, etc.
- Produits à surveiller :
  - Plats de fruits de mer : tous les plats contenant des mollusques (souvent associés aux crustacés).
  - Sauces et plats asiatiques : sauce aux huîtres, certaines sauces de poisson, ou plats comme la bouillabaisse.
  - Soupes et bouillons : les soupes et bouillons de poisson peuvent contenir des extraits de mollusques.

- Snacks transformés : certains snacks ou assaisonnements peuvent contenir des protéines de mollusques, en particulier dans les produits asiatiques.
- Contamination croisée : les mollusques peuvent être en contact avec d'autres fruits de mer dans les restaurants ou marchés, ce qui peut entraîner des réactions en cas de seuil réactogène très faible.

Mesures de précaution

- Éviction des mollusques : apprenez à lire les étiquettes des produits alimentaires.
- Formez votre entourage : la famille, le personnel de la petite enfance et les enseignants doivent être informés de l'allergie, savoir reconnaître les symptômes d'une réaction et être capables d'y réagir.
- Préparez des repas maison : afin de minimiser les risques de contamination croisée et de garder un contrôle total sur les ingrédients consommés par votre enfant, le fait-maison sera toujours une bonne solution.
- Sensibilisez votre enfant : dès que possible, apprenez-lui à dire « Non merci, je suis allergique » et à reconnaître les situations à risque. Il ne doit pas partager de nourriture à l'école ou dans d'autres contextes sociaux.
- Ayez toujours un kit d'urgence : un enfant diagnostiqué avec une allergie sévère doit toujours avoir un auto-injecteur d'adrénaline.

Allergies croisées

Les mollusques font partie des fruits de mer et les allergies croisées avec les crustacés sont fréquentes. Néanmoins, si votre enfant consomme certains crustacés sans manifestation allergique, cette consommation doit être poursuivie.

En revanche, l'allergie aux mollusques ne signifie pas forcément une allergie au poisson.

Enfin, l'allergie aux mollusques est due à une réaction anormale aux protéines qu'ils contiennent et ne concerne absolument pas l'iode que peuvent contenir les produits de la mer. Il n'existe donc pas de réactivité croisée avec d'autres produits contenant de l'iode. Votre enfant n'a donc aucune contre-indication à la réalisation d'un scanner qui nécessiterait une injection de produit de contraste iodé.

Évolution de l'allergie aux mollusques

L'allergie aux mollusques est rarement transitoire et, contrairement à certaines autres allergies alimentaires, persiste généralement tout au long de la vie.

Un suivi régulier par un allergologue est recommandé pour surveiller les évolutions possibles et ajuster la gestion de l'allergie.

En résumé

- Fréquence : rare mais souvent sévère, elle persiste généralement à l'âge adulte.
- Symptômes : cutanés, digestifs, respiratoires, avec un risque d'anaphylaxie.
- Gestion : éviction complète des produits contenant des mollusques, auto-injecteur d'adrénaline en cas de réaction sévère.
- Suivi : suivi régulier par un allergologue pour surveiller l'évolution de l'allergie.

Pour un suivi personnalisé, consultez un allergologue ou votre pédiatre, et n'hésitez pas à solliciter l'aide d'un diététicien.

L'allergie au sésame

Qu'est-ce que l'allergie au sésame ?

L'allergie au sésame est une réaction du système immunitaire à certaines protéines présentes dans les graines de sésame.

Elle est souvent difficile à gérer, car le sésame est présent dans de nombreux aliments transformés et dans les cuisines du monde entier.

Symptômes de l'allergie au sésame

Les symptômes d'une réaction allergique apparaissent rapidement après l'ingestion ou le contact avec des produits contenant du sésame.
Ils incluent :

- réactions cutanées : rougeurs, démangeaisons, urticaire (boutons qui démangent) ;
- symptômes respiratoires hauts : éternuements, nez qui coule ou congestionné, difficultés à respirer avec difficulté à déglutir, modification de la voix ;
- symptômes respiratoires bas : difficultés respiratoires, toux quinteuse, sifflements perçus dans la poitrine ;
- symptômes digestifs : douleurs abdominales, vomissements, diarrhée ;
- symptômes cardiaques : accélération du cœur, chute de tension.

Lorsqu'au moins deux organes sont touchés, on parle d'anaphylaxie.

Diagnostic de l'allergie au sésame

Il repose sur plusieurs facteurs :

- Interrogatoire médical : analyse des circonstances dans lesquelles sont apparues les réactions (ingestion ou contact accidentel avec du sésame), du délai entre l'exposition et l'apparition des symptômes, et des types de symptômes observés.
- Tests cutanés (prick tests) : le médecin applique une petite quantité de sésame sur la peau pour voir si une réaction allergique se produit.
- Tests sanguins : dosage des IgE spécifiques au sésame. Ces tests ont une mauvaise valeur pour le diagnostic d'allergie au sésame. Ces tests peuvent également doser la présence d'IgE contre certaines protéines particulières du sésame et déterminer des facteurs de gravité ou non.
- Test de provocation orale : le sésame est réintroduit sous surveillance médicale en milieu hospitalier pour confirmer ou non l'allergie.

Traitement et gestion de l'allergie au sésame

Le traitement de l'allergie au sésame repose principalement sur l'éviction des aliments susceptibles d'en contenir.

- Éviction alimentaire : éviter les aliments contenant du sésame, sous toutes ses formes, notamment :
  - les graines de sésame : entières ou moulues ;
  - l'huile de sésame : souvent utilisée dans les plats asiatiques et orientaux ;
  - le tahini : purée de graines de sésame utilisée dans de nombreuses recettes (houmous, sauces) ;
  - les pains et viennoiseries : en particulier ceux recouverts de graines de sésame (bagels, pains de hamburger) ;
  - les produits transformés : surveillez les étiquettes pour des mentions comme « graines de sésame », « huile de sésame », « pâte de sésame » ou « tahini ».

- Produits à surveiller :
  - Plats asiatiques et orientaux comme les nouilles, rouleaux de printemps, sauces et marinades.
  - Condiments : huile de sésame, vinaigrettes, sauces tahini, houmous.
  - Produits de boulangerie : pains, bagels, biscuits, viennoiseries.

- Snacks et barres énergétiques : souvent enrichis en sésame.

Substituts alimentaires

Il est possible de remplacer le sésame par d'autres ingrédients pour la préparation de plats. Vérifiez bien que les substituts sont compatibles avec les éventuelles autres allergies alimentaires de votre enfant :

- Huiles alternatives : huile d'olive, de tournesol ou de colza.
- Beurres de noix ou de graines : purée d'amande ou de tournesol pour remplacer le tahini dans les recettes.

Mesures de précaution

- Éviction du sésame : apprenez à lire les étiquettes des produits alimentaires.
- Formez votre entourage : la famille, le personnel de la petite enfance et les enseignants doivent être informés de l'allergie, savoir reconnaître les symptômes d'une réaction et être capables d'y réagir.
- Préparez des repas maison : afin de minimiser les risques de contamination croisée et de garder un contrôle total sur les ingrédients consommés par votre enfant, le fait-maison sera toujours une bonne solution.
- Sensibilisez votre enfant : dès que possible, apprenez-lui à dire « Non merci, je suis allergique » et à reconnaître les situations à risque. Il ne doit pas partager de nourriture à l'école ou dans d'autres contextes sociaux.
- Ayez toujours un kit d'urgence : un enfant diagnostiqué avec une allergie sévère doit toujours avoir un auto-injecteur d'adrénaline.

Évolution de l'allergie au sésame

L'allergie au sésame tend à persister chez la majorité des enfants et peut apparaître à l'âge adulte. Contrairement à d'autres allergies alimentaires, telles que l'allergie au lait ou à l'œuf, il est rare que les enfants développent une tolérance au sésame en grandissant.

Un suivi régulier avec un allergologue est essentiel pour évaluer la gravité de l'allergie et ajuster sa gestion au fil du temps.

En résumé
- Fréquence : en augmentation.
- Symptômes : réactions cutanées, digestives, respiratoires, avec un risque d'anaphylaxie.
- Gestion : éviction stricte des produits contenant du sésame, utilisation d'un auto-injecteur d'adrénaline en cas de réaction sévère.
- Suivi : suivi régulier par un allergologue pour surveiller l'évolution de l'allergie.

Pour un suivi personnalisé, consultez un allergologue ou votre pédiatre, et n'hésitez pas à solliciter l'aide d'un diététicien.

L'allergie au céleri

Qu'est-ce que l'allergie au céleri ?

L'allergie au céleri est une réaction du système immunitaire à certaines protéines présentes dans le céleri.

C'est une allergie alimentaire relativement fréquente en Europe, qui peut provoquer des réactions de gravité variable. Elle est assez rare chez les enfants de moins de six ans. Cette allergie peut se manifester après ingestion, contact direct ou inhalation de céleri.

Le céleri se trouve sous différentes formes : frais, sec (comme épice), ou transformé (en soupes, sauces, plats préparés), ce qui en fait un allergène difficile à éviter dans certaines préparations industrielles.

Les symptômes de l'allergie au céleri

Les symptômes d'une réaction allergique apparaissent rapidement après l'ingestion ou le contact.

Ils incluent :
- réactions cutanées : rougeurs, démangeaisons, urticaire (boutons qui démangent) ;
- symptômes respiratoires hauts : éternuements, nez qui coule ou congestionné, difficultés à respirer avec difficulté à déglutir, modification de la voix ;
- symptômes respiratoires bas : difficultés respiratoires, toux quinteuse, sifflements perçus dans la poitrine ;
- symptômes digestifs : douleurs abdominales, vomissements, diarrhée ;
- symptômes cardiaques : accélération du cœur, chute de tension.

Lorsqu'au moins deux organes sont touchés, on parle d'anaphylaxie.

Diagnostic de l'allergie au céleri

Il repose sur plusieurs facteurs :
- Interrogatoire médical : analyse des circonstances dans lesquelles

sont apparues les réactions (ingestion ou contact accidentel avec du céleri), du délai entre l'exposition et l'apparition des symptômes, et des types de symptômes observés (cutanés, respiratoires, digestifs).

- Tests cutanés (prick tests) : le médecin applique une petite quantité de céleri sur la peau pour voir si une réaction allergique se produit.
- Tests sanguins : dosage des IgE spécifiques au céleri. Ces tests peuvent également doser la présence d'IgE contre certaines protéines particulières du céleri et déterminer des facteurs de gravité ou non.
- Test de provocation orale : le céleri est réintroduit sous surveillance médicale en milieu hospitalier pour confirmer ou non l'allergie.

Traitement et gestion de l'allergie au céleri

Le traitement principal de l'allergie au céleri repose sur l'éviction de tous les produits susceptibles d'en contenir.

Il est crucial d'apprendre à identifier les sources de céleri dans les aliments, en particulier dans les produits transformés.

- Éviction alimentaire : évitez tous les produits contenant du céleri, sous forme fraîche, séchée (épices), ou transformée. Le céleri est souvent utilisé dans les soupes, sauces et bouillons industriels.
- Lisez les étiquettes : le céleri doit obligatoirement être mentionné sur les étiquettes des produits alimentaires en Europe en raison de son statut d'allergène majeur.
- Produits à surveiller :
  - Soupe et bouillons.
  - Sauces : certaines sauces prêtes à l'emploi (ex. : sauce tomate, sauce barbecue).
  - Charcuteries : saucisses, pâtés et autres viandes transformées peuvent contenir du céleri comme ingrédient.
  - Plats préparés : en particulier les plats cuisinés, les plats en conserve et les plats surgelés.
  - Assaisonnements et épices : le céleri est souvent présent dans les mélanges d'épices.

Substituts alimentaires

Heureusement, il existe plusieurs alternatives pour remplacer le céleri dans les recettes et maintenir une alimentation variée et savoureuse pour l'enfant.

- Substituts d'assaisonnement : pour remplacer le céleri dans les recettes, d'autres légumes et herbes comme le fenouil, le poireau ou les épices douces peuvent être utilisés pour ajouter de la saveur.

- Bouillons et soupes : utilisez des bouillons maison ou privilégiez les bouillons industriels certifiés sans céleri.

Mesures de précaution

- Éviction stricte du céleri : apprenez à lire les étiquettes des produits alimentaires.
- Formez votre entourage : la famille, le personnel de la petite enfance et les enseignants doivent être informés de l'allergie, savoir reconnaître les symptômes d'une réaction et être capables d'y réagir.
- Préparez des repas maison : afin de minimiser les risques de contamination croisée et de garder un contrôle total sur les ingrédients consommés par votre enfant, le fait-maison sera toujours une bonne solution.
- Sensibilisez votre enfant : dès que possible, apprenez-lui à dire « Non merci, je suis allergique » et à reconnaître les situations à risque. Il ne doit pas partager de nourriture à l'école ou dans d'autres contextes sociaux.
- Ayez toujours un kit d'urgence : un enfant diagnostiqué avec une allergie sévère doit toujours avoir un auto-injecteur d'adrénaline.

Évolution de l'allergie au céleri

L'allergie au céleri apparaît plus fréquemment à l'âge adulte. Quand elle est déjà présente chez l'enfant, elle est souvent persistante dans le temps.

Le suivi médical régulier avec un allergologue est recommandé pour évaluer l'évolution de l'allergie.

En résumé

- Fréquence : rare chez l'enfant de moins de six ans.
- Symptômes : cutanés, digestifs, respiratoires et risque d'anaphylaxie.
- Gestion : éviction des produits contenant du céleri, vigilance sur les produits transformés, auto-injecteur d'adrénaline pour les réactions sévères.
- Suivi : suivi régulier par un allergologue pour surveiller l'évolution de l'allergie.

Pour un suivi personnalisé, consultez un allergologue ou votre pédiatre, et n'hésitez pas à solliciter l'aide d'un diététicien.

L'allergie à la moutarde

Qu'est-ce que l'allergie à la moutarde ?

L'allergie à la moutarde est une réaction du système immunitaire à certaines protéines présentes dans la graine de moutarde. Il s'agit d'une allergie alimentaire fréquente chez les jeunes enfants.

La moutarde fait partie des quatorze allergènes majeurs répertoriés en Europe et peut déclencher des réponses allant des symptômes légers aux réactions graves comme l'anaphylaxie.

La moutarde est souvent présente dans divers aliments, comme les sauces, condiments, marinades, plats préparés, ce qui rend cette allergie difficile à gérer.

Les symptômes de l'allergie à la moutarde

Les symptômes d'une réaction allergique apparaissent rapidement après l'ingestion ou le contact. Ils incluent :

- réactions cutanées : rougeurs, démangeaisons, urticaire (boutons qui démangent) ;
- symptômes respiratoires hauts : éternuements, nez qui coule ou congestionné, difficultés à respirer avec difficulté à déglutir, modification de la voix ;
- symptômes respiratoires bas : difficultés respiratoires, toux quinteuse, sifflements perçus dans la poitrine ;
- symptômes digestifs : douleurs abdominales, vomissements, diarrhée ;
- symptômes cardiaques : accélération du cœur, chute de tension.

Lorsqu'au moins deux organes sont touchés, on parle d'anaphylaxie.

Diagnostic de l'allergie à la moutarde

Le diagnostic d'une allergie à la moutarde chez l'enfant repose sur plusieurs facteurs :

- Interrogatoire médical : analyse des circonstances dans lesquelles sont apparues les réactions (ingestion ou contact accidentel), du délai entre l'exposition et l'apparition des symptômes, et des types de symptômes observés (cutanés, respiratoires, digestifs).
- Tests cutanés (prick tests) : le médecin applique une petite quantité d'extrait de moutarde sur la peau pour voir si une réaction allergique se produit.
- Tests sanguins : dosage des IgE spécifiques à la moutarde.
- Test de provocation orale : la moutarde est réintroduite sous surveillance

médicale en milieu hospitalier pour confirmer l'allergie.

Traitement et gestion de l'allergie à la moutarde

Le traitement principal consiste à éviter tous les produits contenant de la moutarde.

Voici les principales mesures de gestion :

- Éviction alimentaire : la moutarde est utilisée comme ingrédient dans les sauces, marinades, vinaigrettes, mayonnaises, charcuteries et plats préparés. Surveillez les étiquettes des aliments pour repérer les termes tels que « graines de moutarde » ou « poudre de moutarde ».
- Produits à surveiller :
  - Condiments et sauces (ketchup, mayonnaise, vinaigrette, sauces à base de moutarde)
  - Plats préparés, soupes, marinades
  - Certains produits de charcuterie et viandes transformées
  - Certaines pâtisseries et pains
  - Attention aux bocaux de cornichons, dans lesquels il y a des graines de moutarde.

Substituts alimentaires

Il est possible de remplacer la moutarde par d'autres condiments pour ajouter du goût aux plats :

- Vinaigre de cidre ou balsamique pour les sauces ou les vinaigrettes.
- Herbes et épices comme le poivre, le cumin, le curcuma pour assaisonner sans moutarde.

Mesures de précaution

- Éviction de la moutarde : apprenez à lire les étiquettes des produits alimentaires.
- Formez votre entourage : la famille, le personnel de la petite enfance et les enseignants doivent être informés de l'allergie, savoir reconnaître les symptômes d'une réaction et être capables d'y réagir.
- Préparez des repas maison : afin de minimiser les risques de contamination croisée et de garder un contrôle total sur les ingrédients consommés par votre enfant, le fait-maison sera toujours une bonne solution.
- Sensibilisez votre enfant : dès que possible, apprenez-lui à dire « Non merci, je suis allergique » et à reconnaître les situations à risque. Il ne doit pas partager de nourriture à l'école ou dans d'autres contextes sociaux.

- Ayez toujours un kit d'urgence : un enfant diagnostiqué avec une allergie sévère doit toujours avoir un auto-injecteur d'adrénaline.

Évolution de l'allergie à la moutarde
Certains enfants peuvent développer une tolérance avec le temps.
Un suivi régulier avec un allergologue est recommandé pour évaluer l'évolution de l'allergie.

En résumé
- Fréquence : allergie courante chez les jeunes enfants.
- Symptômes : réactions cutanées, digestives, respiratoires, avec un risque d'anaphylaxie.
- Gestion : éviction des produits contenant de la moutarde, auto-injecteur d'adrénaline en cas de réaction sévère.
- Suivi : suivi régulier par un allergologue pour surveiller l'évolution de l'allergie.

Pour un suivi personnalisé, consultez un allergologue ou votre pédiatre, et n'hésitez pas à solliciter l'aide d'un diététicien.

TOUT SAVOIR SUR

LIRE LES ÉTIQUETTES ALIMENTAIRES

Apprendre à lire les étiquettes alimentaires est essentiel lorsque l'un des membres de la famille souffre d'allergies, bien que cela puisse sembler être un défi !

Chaque fois que vous faites vos courses, décrypter la liste des ingrédients doit devenir un réflexe avant de mettre un produit dans votre panier.

Quelques conseils pour éviter les allergènes :

Identifiez les allergènes majeurs

En Europe et dans de nombreux pays, les étiquettes mentionnent clairement quatorze allergènes à déclaration obligatoire, souvent en gras, en italique ou soulignés. Ils peuvent aussi être en majuscules ou de couleur différente.

Même si le produit vous paraît peu susceptible de contenir l'allergène, ne vous fiez jamais uniquement à sa dénomination ou au packaging : les allergènes peuvent se cacher partout ! Par exemple, qui pourrait imaginer que dans la composition de certaines glaces à la pistache, on trouve des épinards ?

De nombreux aliments peuvent être trompeurs car :

- contenant l'allergène là où on ne s'y attend pas : par exemple, les pestos industriels contiennent fréquemment de la noix de cajou, les boulettes de bœuf des protéines de soja et le pain de mie des protéines de pois ;
- ou au contraire ne contenant pas l'allergène qui devrait normalement y être : par exemple, la crème dessert à la pistache ne contient que des arômes, et la mousse au chocolat industrielle est faite sans œufs ;
- enfin, les recettes de vos produits habituels peuvent changer.

Il ne faut pas hésiter à vérifier les compositions, d'autant plus si le packaging a changé.

Voici la liste des quatorze allergènes majeurs mis en évidence sur les étiquettes alimentaires :

- Céréales contenant du gluten (blé, orge, seigle, etc.)
- Crustacés
- Œufs
- Poisson
- Arachide
- Soja
- Lait
- Fruits à coque (amandes, noisettes, noix, etc.)
- Céleri
- Moutarde
- Sésame
- Lupin
- Mollusques
- Anhydride sulfureux et sulfites

Apprenez à identifier les différentes formes sous lesquelles ces allergènes peuvent apparaître (par exemple, la caséine pour les protéines de lait).

Si votre enfant souffre d'allergies moins courantes, qui ne font pas partie de l'obligation d'identification (comme l'Alpha-Gal, le fenugrec ou le kiwi, par exemple), soyez encore plus vigilant et demandez à votre allergologue une liste des termes à surveiller.

Que signifient les mentions sous la composition, comme « Peut contenir... » ou « Fabriqué dans un atelier... » ?

Ces mentions ne sont pas encadrées par un texte de loi, et les industriels peuvent les appliquer pour se protéger juridiquement. Cependant, dans la majorité des cas, les personnes allergiques peuvent consommer ces produits, les traces de l'aliment en question étant minimes.

N'hésitez pas à demander des précisions au médecin qui suit votre enfant.

Lisez la liste complète des ingrédients

Les allergènes peuvent se cacher sous des noms moins évidents. Par exemple, le lait peut apparaître sous forme de lactosérum ou de caséine.

Faites attention aux additifs et conservateurs

Certains additifs peuvent être dérivés d'allergènes, mais leur implication dans la survenue d'allergies alimentaires est très rare. Votre médecin vous donnera, si nécessaire, la liste des additifs à éviter.

Méfiez-vous des produits non préemballés, sans étiquette
Les aliments vendus en vrac ou dans des restaurants, des cantines ou chez les traiteurs doivent également respecter l'obligation d'indiquer les quatorze allergènes majeurs. Si ces informations ne sont pas affichées directement, on doit être en mesure de vous fournir un classeur d'allergènes répertoriant les recettes.

Selon l'allergie de votre enfant, il est parfois recommandé d'éviter ces produits en raison des risques de contamination croisée pouvant être trop dangereux. Méfiez-vous ainsi des aliments vendus en vrac, mais également des glaces qui sont servies avec la même cuillère et peuvent être contaminées par l'allergène. Au moindre doute, le principe de prudence doit prévaloir et l'enfant ne doit pas consommer l'aliment.

Attention aux allergènes non obligatoires !
Seuls les quatorze allergènes majeurs à déclaration obligatoire cités précédemment doivent être mis en évidence sur les étiquettes alimentaires.

Si votre enfant est allergique à d'autres substances, soyez particulièrement vigilant (par exemple, les pois peuvent être désignés sous le terme « protéines végétales », et le sarrasin sous « blé noir »).

Vous pouvez utiliser des produits étiquetés « sans allergène »
Certaines étiquettes indiquent directement « sans gluten », « sans arachide ». Assurez-vous tout de même que ces allégations sont certifiées en lisant la composition.

Informez-vous sur les lois locales
Lorsque vous voyagez, les réglementations sur l'étiquetage peuvent varier.

L'Europe, les États-Unis et le Canada sont réputés pour leurs règles strictes, mais ce n'est pas le cas partout. Restez vigilant : avant de partir, apprenez la prononciation et l'écriture des allergènes dans la langue locale, et n'hésitez pas à emporter quelques produits facilement conservables à proposer à votre enfant en cas de doute. Dans tous les cas, votre trousse d'urgence doit vous suivre partout.

CONSEILS
POUR LA GARDE DE VOTRE ENFANT ALLERGIQUE

Lorsque votre enfant souffre d'une allergie alimentaire, il peut être angoissant de le confier à d'autres adultes. Pourtant, si vous avez repris le travail, le mode de garde choisi vous imposera de faire confiance à d'autres personnes, et à partir de trois ans, l'entrée en collectivité est obligatoire. Votre enfant sera progressivement invité chez d'autres personnes. Ces dernières n'ont pas forcément les bonnes informations concernant les risques d'allergies alimentaires.

Voici quelques recommandations pour garantir la sécurité de votre enfant, prévenir tout risque de réaction allergique et pouvoir le laisser sereinement.

Informer clairement sur l'allergie
Il est essentiel que les personnes s'occupant de votre enfant soient parfaitement informées de ses allergies alimentaires.

Fournissez-leur une liste écrite des allergènes à éviter (par exemple : lait, mais aussi ses noms dérivés comme la caséine, le lactosérum, la lactalbumine...) qu'elles pourront conserver. Apprenez aux personnes qui s'occupent de votre enfant à bien lire les étiquettes des produits alimentaires pour détecter les allergènes potentiels. Dites-leur toujours qu'en cas de doute, il vaut mieux s'abstenir.

Expliquez-leur également les précautions que vous prenez à la maison et la raison de ces mesures.

Prévenir la contamination
Les personnes à qui vous confierez votre enfant doivent être sensibilisées au risque de contamination. Les ustensiles, planches à découper et surfaces doivent être soigneusement nettoyés après chaque utilisation pour éviter tout contact avec des allergènes.

Anticiper les situations à risque et planifier des repas sûrs
Toute situation où la vigilance de l'adulte est diminuée est une

situation à risque. C'est le cas des fêtes, apéritifs, repas d'anniversaire. Si votre enfant est convié à l'un de ces événements, vous pouvez anticiper et demander à l'hôte de ne pas proposer dans le menu l'allergène de votre enfant, si cela est possible comme pour l'arachide ou les fruits à coque. Vous pouvez aussi préparer vous-même un gâteau d'anniversaire que votre enfant pourra consommer en sécurité, mais également partager avec ses amis. Dans tous les cas, informez l'hôte des allergies de votre enfant, laissez-lui sa trousse d'urgence en lui expliquant les signes d'allergie et l'utilisation du stylo, et restez joignable.

Si votre enfant est suffisamment grand, informez-le de ce qu'il peut manger et vers quel adulte il doit se tourner pour obtenir une réponse claire sur ce qu'il peut consommer.

L'accueil en collectivité

Que ce soit en crèche ou à l'école, vous devez informer les personnes responsables de l'allergie de votre enfant.

Il faudra alors mettre en place un projet d'accueil individualisé (PAI), rempli conjointement par vous-même, l'établissement scolaire, le médecin de la structure et le médecin traitant ou spécialiste de l'enfant. Pour la crèche, l'école maternelle ou l'école primaire, sa mise en place est confiée à la responsabilité de la mairie. À partir du collège, c'est le conseil départemental qui est responsable.

Le médecin qui suit votre enfant doit préciser les allergènes à éviter et donner un protocole à suivre en cas d'urgence, avec une ordonnance afin de permettre de constituer une trousse d'urgence pour l'établissement contenant tous les médicaments nécessaires. Sans ce document, les personnes en charge de votre enfant n'auront pas le droit d'administrer de traitement.

Une fois le PAI signé, toute personne en charge est susceptible de l'utiliser, notamment pour l'injection d'adrénaline. Celle-ci n'est pas un geste réservé au personnel de santé, mais peut être réalisée par toute personne de la structure.

Vous pouvez trouver des modèles de PAI pour les allergies alimentaires sur le site Eduscol.

Sur ce document, le médecin qui suit votre enfant donne un avis sur l'accueil le mieux adapté :

- soit la possibilité de fréquenter la cantine scolaire après lecture préalable de la composition des repas par les parents ;
- soit l'obligation d'emporter un panier-repas, composé et amené chaque matin par la famille.

Pour certains allergènes ubiquitaires, les paniers-repas sont indispensables, c'est le cas du lait, des œufs et du blé. Pour d'autres, en revanche, comme l'arachide qui est très rarement utilisée en restauration scolaire, la fréquentation de la cantine avec simple lecture de la composition des menus peut être envisageable. La réglementation INCO impose un affichage clair de la composition et des allergènes présents en restauration scolaire.

N'hésitez pas à discuter avec votre établissement ou la mairie pour voir comment les menus sont mis en place. Souvent, par méconnaissance, les paniers-repas sont imposés contre l'avis du médecin qui suit votre enfant. Essayez d'enclencher le dialogue. Par exemple, en cas d'allergie à l'arachide, expliquez qu'il ne s'agit pas d'un fruit à coque. L'huile d'arachide est souvent autorisée que les mentions alternatives, la prise de risque en cantine scolaire est donc minime.

Reprenez les menus des semaines précédentes pour démontrer combien de fois votre enfant aurait été potentiellement en danger. Si vous rencontrez des difficultés, vous pouvez vous rapprocher d'associations de parents d'enfants allergiques telles que l'AFPRAL ou Asthme et Allergies, qui vous prodigueront des conseils.

Parfois, l'enfant est mis à part à la cantine à cause de ses allergies alimentaires, ce qui peut le stigmatiser ou même engendrer des situations de harcèlement. N'hésitez pas à enclencher le dialogue avec l'équipe encadrante pour trouver un équilibre entre la prévention nécessaire du risque allergique et les conséquences psychologiques que cela peut entraîner chez votre enfant.

Les personnes encadrant votre enfant (personnel de cantine, de crèche ou enseignant) n'ont pas nécessairement reçu de formation spécifique sur les allergies alimentaires. Il est toujours apprécié de prendre rendez-vous avec elles et d'expliquer le régime, les signes d'anaphylaxie, l'utilisation du stylo (en utilisant un stylo périmé, à pratiquer sur une orange, par exemple) et de dédramatiser le risque. Discutez aussi de l'endroit le plus opportun pour stocker les trousses d'urgence. Dans certaines situations, l'infirmerie (fermée lorsque l'infirmière est absente et dont personne d'autre n'a les clés) n'est pas l'endroit le plus judicieux.

Les personnes s'occupant de votre enfant ne sont pas des soignants, mais la grande majorité sera de bonne volonté. Ces discussions permettent d'instaurer une relation de confiance pour que votre enfant soit accueilli au mieux.

Sachez néanmoins qu'en aucun cas votre enfant ne peut être refusé à la cantine sous prétexte qu'il a des allergies alimentaires. Il s'agit de discrimination. Si les paniers-repas vous sont imposés malgré un avis contraire de votre médecin, il faut vous y conformer : il est bien plus dangereux de dissimuler l'allergie alimentaire de votre enfant et de laisser le personnel en charge sans solution en cas de réaction.

Enfin, en collectivité, il y a aussi souvent des repas de fête (pour Noël, les anniversaires...) durant lesquels les allergènes peuvent être amenés par d'autres familles. Anticipez. Vous pouvez demander, si votre enfant souffre d'une allergie alimentaire peu fréquente, qu'une communication soit faite aux autres familles sur le risque encouru et que les gâteaux ne soient pas préparés avec l'allergène concerné. Pour plus de sécurité encore, vous pouvez préparer vous-même un gâteau que votre enfant saura qu'il peut consommer sans risque et qu'il pourra partager avec ses camarades.

Préparer et savoir utiliser un kit d'urgence

Toute personne prenant soin de votre enfant doit être formée à l'utilisation d'un kit d'urgence en cas de réaction allergique sévère (anaphylaxie). Vous pouvez photocopier le protocole d'urgence remis par votre médecin.

Pour le stylo d'adrénaline, dédramatisez l'utilisation. L'injection peut être pratiquée par toute personne s'occupant de l'enfant : il ne s'agit pas d'un acte à réaliser par un professionnel de santé. Pour autant, administrer une injection à un enfant peut faire peur, il vaut donc mieux expliquer en amont. Gardez vos stylos d'adrénaline périmés et faites de l'éducation, en montrant comment pratiquer l'injection sur une orange, par exemple, ou utilisez des vidéos de démonstration disponibles sur internet.

Les adultes qui gardent votre enfant peuvent également craindre d'avoir à le déshabiller pour effectuer l'injection. Rassurez-les : celle-ci peut être faite dans la cuisse à travers les vêtements.

Il est aussi essentiel de s'assurer que le kit soit toujours facilement accessible. En collectivité, demandez où il est stocké, et s'il est accessible à tout moment.

Sensibiliser les autres enfants

Si possible, sensibilisez les frères et sœurs. Demandez à votre enfant s'il est d'accord pour informer ses camarades les plus proches de son allergie et des précautions qu'elle implique. Ils comprendront ainsi l'importance de ne pas partager de nourriture ou d'éviter certains comportements à risque. Néanmoins, votre enfant doit toujours avoir le réflexe de recourir à un adulte pour s'assurer de la possibilité de consommer ou non un aliment, ou en cas de réaction. La responsabilité ne peut en aucun cas reposer sur ses camarades.

Rester joignable

Assurez-vous de rester joignable en cas de besoin, ou laissez les coordonnées d'une personne de confiance.

Encouragez les responsables à vous contacter immédiatement en cas de doute.

TOUT SAVOIR SUR

COMMENT REMPLACER LES ALLERGÈNES EN CUISINE

Remplacer les allergènes dans les recettes peut sembler être un défi, mais avec les bons substituts, il est tout à fait possible de préparer des plats savoureux et équilibrés.

Voici quelques idées pratiques pour remplacer les allergènes courants en cuisine. N'oubliez pas de vérifier qu'ils sont compatibles avec toutes les allergies de votre enfant.

Remplacer les produits laitiers

- Lait : optez pour des alternatives végétales comme le jus d'amande, de coco, d'avoine ou de riz, de préférence enrichis en calcium.
  - Jus d'amande : léger et légèrement sucré, il convient aux boissons, aux céréales et à la pâtisserie.
  - Jus de coco : plus gras, il est idéal pour les desserts, les sauces onctueuses et les plats exotiques.
  - Jus d'avoine : doux et crémeux, il fonctionne bien dans les boissons, les sauces et les pâtisseries. C'est le jus végétal qui ressemble le plus au lait de vache.
  - Jus de riz : léger et délicat, il est souvent utilisé dans les recettes légères et sucrées.
  - Jus de noisette : sucré et au goût prononcé, il est idéal pour les desserts ou les boissons.
- Beurre : remplacez-le par de la margarine végétalienne ou des huiles végétales (olive, coco, tournesol...) dans des proportions égales. Vous pouvez également utiliser de la purée d'avocat pour vos recettes salées, de la purée de banane ou même de la compote de pomme pour la pâtisserie en remplacement du beurre.
- Crème : utilisez des crèmes végétales.
  - Crème de coco : très riche et onctueuse, elle remplace

parfaitement la crème fraîche dans les sauces, les soupes et les desserts.
  - Crème de soja : moins grasse que la crème de coco, elle est idéale pour les sauces et plats salés.
  - Crème d'amande : substitut crémeux et légèrement sucré, parfait pour les sauces légères et les desserts.
  - Crème d'avoine : bonne alternative pour les plats salés et sucrés, avec une texture lisse et neutre en goût.
- Fromage : utilisez des alternatives à base de noix de cajou, de tofu soyeux (mixé pour remplacer le fromage dans les sauces crémeuses ou les desserts comme les cheesecakes), d'amandes, ou des fromages végétaux disponibles en magasin.
- Yaourts :
  - Yaourt de coco : riche et crémeux, parfait pour les desserts ou consommé seul.
  - Yaourt de soja : bonne option pour les plats salés ou sucrés, avec une texture proche de celle du yaourt au lait de vache (attention aux risques liés aux phytœstrogènes chez les garçons).
  - Yaourt d'amande : léger et un peu sucré, idéal pour les desserts ou les smoothies.
  - Yaourt d'avoine : crémeux et assez doux, fonctionne bien dans les recettes salées ou sucrées.
- Lait concentré ou lait en poudre : vous pouvez utiliser du lait de coco concentré pour les recettes nécessitant une texture riche et épaisse. On trouve aussi des laits végétaux en poudre dans certaines boutiques bio.
- Glaces : les sorbets à base de fruits sont une excellente option. Il existe également de plus en plus de glaces à base de jus de coco ou d'amande dans le commerce.

Remplacer les œufs

- Compote de pommes : 60 g de compote de pommes non sucrée remplacent 1 œuf dans les recettes de gâteaux et muffins. La pomme ajoute de l'humidité et remplace bien la structure.
- Purée de banane : ½ banane bien mûre, écrasée à la fourchette, remplace 1 œuf dans les pâtisseries. Elle apporte un léger goût de banane, idéal pour les recettes plus sucrées que salées.

TOUT SAVOIR SUR

- Graines de lin ou chia : mélangez 1 cuil. à soupe de graines moulues avec 3 cuil. à soupe d'eau tiède. Attendez 10 min pour obtenir un substitut d'œuf gélatineux, qui va lier les ingrédients et leur donner une texture légèrement épaisse.
- Tofu soyeux : 60 g de tofu soyeux mixé remplacent 1 œuf ; idéal dans les quiches, crèmes ou gâteaux.
- Aquafaba : l'eau de cuisson des pois chiches, montée en neige, remplace les blancs d'œufs dans les meringues et les mousses.
- Purée de légumes (citrouille, patate douce, courgette) : 60 g de purée de légumes remplacent 1 œuf en ajoutant de l'humidité et de la densité à vos préparations ; idéal pour des recettes comme les brownies.
- Beurre de cacahuètes ou autre beurre de noix : 3 cuil. à soupe de beurre de cacahuète remplacent 1 œuf, en aidant à lier les ingrédients et en apportant une texture crémeuse, avec un goût de noix.

Remplacer le gluten

- Farines sans gluten : utilisez d'autres farines :
  - Farine de riz : légère et idéale pour les pâtisseries et les pains.
  - Farine de maïs : convient bien aux gâteaux, pains de maïs et biscuits.
  - Farine de sarrasin : idéale pour les crêpes et les pains à la saveur rustique.
  - Farine d'amande : donne une texture moelleuse aux pâtisseries.
  - Farine de pois chiche : riche en protéines, elle fonctionne bien dans les plats salés comme les crêpes ou les falafels.
  - Il existe aussi des mélanges sans gluten vendus en magasin.
- Poudre à lever sans gluten : assurez-vous que les agents levants, comme la levure chimique, sont sans gluten.
  - Épaississants sans gluten :
  - Gomme xanthane : c'est l'un des meilleurs substituts pour ajouter de l'élasticité et du liant dans les pâtes sans gluten. Utilisez 1 cuil. à café pour 200 g de farine.
  - Gomme de guar : idéale pour épaissir et stabiliser.
  - Fécule de maïs : parfaite pour épaissir sauces et pâtisseries.
- Pâtes sans gluten : à base de riz, de maïs ou de quinoa. Il en existe de plus en plus. Vous pouvez aussi faire des spaghettis de légumes à l'aide d'un économe.

- Croûtons et chapelure : il existe de la chapelure sans gluten, vous pouvez aussi utiliser des flocons d'avoine pour ajouter du croquant aux gratins ou croquettes.

Remplacer l'arachide

- Beurre de tournesol, de graines de citrouille, de soja, d'amande ou de noix de cajou : si votre enfant n'est pas allergique à ces autres fruits à coque.
- Farine de pois chiche ou de graines de tournesol : excellente pour remplacer la farine de cacahuète dans des recettes comme les gâteaux ou les muffins.
- Aminos de coco ou tahini (purée de sésame) : parfaits pour créer des sauces semblables à la sauce satay, ou le tahini pour des vinaigrettes.
- Pois chiches rôtis : assaisonnés et enfournés quelques minutes, ils se transforment en cacahuètes à picorer !

Remplacer les fruits à coque

- Beurre de tournesol ou de graines de citrouille : en remplacement des pâtes de fruits à coque.
- Farines sans fruits à coque : utilisez de la farine de riz, de sarrasin ou de noix de coco à la place de la farine d'amandes ou de noisettes.

Remplacer le soja

- En remplacement de la sauce soja :
  - Aminos de coco : une alternative à la sauce soja, sans soja ni gluten.
  - Tamari sans soja : vous pouvez en trouver sans soja (et souvent sans gluten) ; c'est une alternative idéale pour la cuisson.
  - Sauce Worcestershire : avec un goût légèrement différent et souvent plus épicé.
  - Miso sans soja : il existe des pâtes de miso à base de pois chiches ou de riz qui peuvent donner une saveur similaire à celle du miso de soja.
- Remplacer le tofu :
  - Tofu de pois chiche ou de lupin : ces substituts remplacent le tofu à base de soja dans les plats salés comme dans les plats sautés, les currys ou les salades.
  - Tempeh sans soja : vous pouvez trouver du tempeh fait à partir de pois chiches, de lentilles ou d'autres légumineuses, offrant

ainsi une alternative riche en protéines.
- Seitan : fabriqué à partir du gluten de blé, il remplace le tofu ou le tempeh.
- Champignons : notamment les champignons Portobello ou shiitake.
- Haricots et lentilles : que ce soit en salade, en soupe ou en plat sauté, ils remplacent le tofu comme source de protéines.

- Remplacer le jus de soja :
  - Utilisez du jus d'amande, de coco, d'avoine ou de riz.
  - Le jus de noisette ou de macadamia, au goût plus riche et à la texture crémeuse, est parfait pour les desserts ou les boissons.
  - Le jus de chanvre peut être utilisé aussi bien pour les recettes sucrées que salées.
- Remplacer la farine de soja : vous pouvez utiliser de la farine de pois chiche, de lentilles, de riz ou de sarrasin.
- Remplacer l'huile de soja : vous pouvez utiliser de l'huile d'olive, de l'huile de tournesol, de coco, d'avocat, etc.

Remplacer le poisson, les fruits de mer et les crustacés

- Alternatives au poisson :
  - Tofu ferme : mariné avec des algues, il peut imiter la texture du poisson dans les plats en sauce ou grillés.
  - Cœur de palmier : effiloché, il reproduit bien la texture du poisson dans les ceviches, salades ou tacos.
  - Aubergine : coupée en fines tranches, elle peut être grillée ou marinée pour remplacer le poisson.
  - Chou-fleur : il peut être utilisé pour des plats comme des « poissons » frits ou des tacos en étant pané.
- Goût marin :
  - Algues (nori, dulse, wakame) : ces algues apportent la saveur iodée et umami du poisson et sont parfaites pour les soupes, bouillons et plats à base de riz ou de légumes.
  - Miso : donne un goût umami marin, utile pour les sauces ou marinades.
- Remplacer les crevettes et crustacés :

- Champignons (pleurotes ou shiitake) : ils ont une texture similaire aux crevettes, surtout sautés ou grillés.
- Jacquier (jackfruit) : utilisé dans les plats comme les tacos, ou sautés pour imiter la texture des crustacés.
- Substituts nutritionnels et produits du commerce :
- Lentilles et haricots blancs : utilisés pour remplacer la texture dans des soupes ou des galettes.
- Tofu et tempeh : si non allergique au soja, ils offrent une texture proche du poisson dans de nombreux plats.
- Substituts végétaux du poisson et des fruits de mer : de nombreuses marques proposent des alternatives végétales aux crevettes, au poisson ou aux fruits de mer enrichies en oméga-3.

Recommandations générales

- Testez progressivement : testez ces substituts en petites quantités avant de les intégrer à plus grande échelle, car ils peuvent parfois modifier légèrement la texture ou le goût des plats.
- Ajustez les liquides : il est souvent nécessaire d'ajuster les quantités d'eau ou de lait dans les recettes car, par exemple, les farines sans gluten absorbent différemment les liquides.
- Ce n'est qu'une question d'habitude alimentaire ! Même si, à la découverte des allergies alimentaires de votre enfant, la mise en cuisine et l'adaptation alimentaire peuvent vous paraître compliquées, vous allez très rapidement acquérir tous les réflexes culinaires.

Tout savoir sur

Est-ce que les régimes d'éviction sont dangereux sans allergie prouvée ?

Les régimes d'éviction alimentaire, qui consistent à supprimer certains aliments ou groupes d'aliments pour éviter les allergènes, sont souvent nécessaires pour éviter les accidents, mais ils n'améliorent en aucun cas l'évolution de l'allergie et présentent des risques. Ils ne doivent être mis en place qu'après avis médical. N'hésitez pas à faire appel à une diététicienne pour l'équilibre alimentaire de votre enfant.

En effet, retirer un aliment ou un groupe d'aliments de son régime n'est pas anodin et peut perturber l'ensemble de son équilibre nutritionnel.

Les risques des régimes d'éviction

• Carences nutritionnelles : si un ou plusieurs groupes alimentaires sont éliminés du régime de votre enfant, il peut devenir difficile d'obtenir tous les nutriments essentiels (protéines, vitamines, minéraux...). Les enfants, étant donnée leur croissance, sont beaucoup plus sujets aux carences et déficit nutritionnels si les substitutions ne sont pas soigneusement choisies. Par exemple :

- L'éviction des produits laitiers peut entraîner un manque de calcium et de vitamine D, essentiels pour la santé des os.
- L'élimination des produits céréaliers contenant du gluten peut

priver l'organisme de fibres et de vitamines du groupe B.

- Risque de régime trop restrictif : un régime d'éviction mal géré peut devenir inutilement restrictif et priver votre enfant de nombreux aliments sans justification. Cela peut nuire au développement harmonieux de votre enfant.
- Risques psychologiques des régimes d'éviction : une relation négative avec la nourriture peut se développer, voire des troubles alimentaires. Les régimes d'éviction peuvent devenir anxiogènes pour les enfants et les isoler au niveau social.
- Enfin, contrairement à ce que l'on pourrait penser, le régime d'éviction peut entraîner l'apparition de nouvelles allergies alimentaires : comme nous l'avons vu, la consommation régulière de l'aliment et sa présentation au système immunitaire par le tube digestif entraînent la fabrication par celui-ci d'anticorps de la tolérance (les « laissez-passer »), alors que les allergènes présents dans l'environnement qui se déposent sur la peau entraînent chez les sujets à risque la fabrication d'immunoglobuline E, responsable des allergies sévères (« les grenades »). Si l'aliment continue à être consommé malgré la présence de ces immunoglobulines E, un état stationnaire s'installe où les anticorps de la tolérance équilibrent les anticorps de l'allergie, et aucune manifestation ne se produit. Mais si l'aliment n'est plus consommé régulièrement, les anticorps de la tolérance ne seront plus fabriqués en quantité suffisante. Ainsi, quand l'enfant consommera à nouveau l'aliment après la période d'éviction, seuls les anticorps de l'allergie seront actifs, ce qui ne manquera pas de provoquer des symptômes pouvant aller jusqu'à l'anaphylaxie.

Conseils pour une éviction alimentaire en toute sécurité

- Celle-ci ne doit être prescrite que sur avis médical. Il est crucial de consulter un médecin, un pédiatre ou un allergologue avant d'adopter un régime d'éviction alimentaire. Ils pourront s'assurer que l'éviction est vraiment nécessaire et vous guideront dans le choix des substituts pour éviter les carences. Avec l'aval médical, un diététicien pourra vous aider à mettre en place le régime alimentaire.
- Substituts nutritionnels adéquats. Chaque aliment retiré doit être remplacé par une alternative équivalente

d'un point de vue nutritionnel. Par exemple :

- si le lait est évincé, il est important de choisir d'autres aliments riches en calcium et en vitamine D ;
- si les œufs sont retirés, il est crucial de trouver des sources alternatives de protéines et de vitamine B12.

• Suivi régulier. Un suivi régulier avec un diététicien permet d'ajuster le régime en fonction des besoins nutritionnels, notamment chez les enfants.

• Suivi et réintroduction contrôlée. Le suivi avec votre allergologue permettra de déterminer le degré d'éviction de l'aliment, le moment où il pourra être réintroduit, ainsi que les modalités de réintroduction (le plus souvent en milieu hospitalier). Parfois, le type d'allergie de votre enfant lui autorisera certaines formes de l'allergène (cru ou cuit, par exemple), ou certains produits issus de sa transformation (l'huile en cas d'allergie à l'arachide, par exemple).

Une bonne planification et un suivi attentif sont essentiels pour garantir à l'enfant qui suit ce régime un apport continu de tous les nutriments nécessaires.

RETENTISSEMENT SOCIAL ET PSYCHOLOGIQUE

L'allergie alimentaire est un fardeau, à la fois pour l'enfant et pour vous. L'alimentation, surtout en France, est synonyme de plaisir et de convivialité. Mais pour les enfants allergiques et leur famille, elle devient source d'anxiété, et les retentissements psychologiques et sociaux peuvent être multiples. N'hésitez pas à en parler à votre médecin et à demander une prise en charge psychologique si vous en ressentez le besoin.

L'accident et la gestion de l'allergie alimentaire sont source de peur, mais dans certains cas, ils peuvent entraîner un véritable stress post-traumatique, que ce soit pour l'enfant ou les parents.

L'enfant qui a expérimenté cet événement traumatisant peut alors développer ce qu'on appelle des néophobies alimentaires, c'est-à-dire une peur à l'idée de goûter des aliments nouveaux, voire des troubles de l'oralité. N'hésitez pas, dans ce cas, à prendre votre temps et à proposer de nouvelles saveurs ou textures de façon progressive.

Pour les parents d'enfants allergiques, il est plus difficile de le confier à un tiers, la tentation de tout contrôler est importante.

Le retentissement sur leur propre vie est alors immense : plus de temps dédié à vérifier l'absence d'allergène dans les courses, moins de solutions pour faire garder l'enfant par peur de le confier, restriction de la vie sociale (sorties chez des amis ou au restaurant avec l'enfant, voyages...) par peur de l'accident.

La vie sociale de l'enfant est également impactée : il éprouve un sentiment de différence. En collectivité, il y a un risque de stigmatisation due à son allergie. La communication de cette allergie à tous les adultes responsables de l'enfant est bien sûr primordiale, mais elle peut engendrer des comportements excessifs pour le mettre à l'abri. Par exemple, en cantine scolaire, certains enfants sont mis à une table à part, ne mangent pas avec leurs camarades et doivent utiliser des couverts spéciaux.

Il sera peut-être plus difficile pour vous de laisser votre enfant aller comme les autres aux invitations chez les copains, au restaurant.

Les enfants souffrant d'allergies alimentaires subissent également, comme pour toute maladie chronique, plus de harcèlement scolaire que la norme. Parfois, ce harcèlement prend la forme d'une mise en contact avec l'allergène, ce qui constitue un risque de réaction supplémentaire. La recherche de toute forme de harcèlement doit donc être systématique.

Ainsi, plusieurs études ont montré que la qualité de vie des enfants allergiques pouvait être très impactée, parfois même plus que celles d'enfants souffrant des maladies très invalidantes comme le diabète (avec nécessité d'injections d'insuline).

Plusieurs leviers sont à votre disposition pour soulager ce fardeau :

- Prise en charge multidisciplinaire (allergologue, services spécialisés, diététiciens, psychologue).
- Séances d'éducation thérapeutique pour vous et votre enfant, afin d'ajuster au mieux l'éviction et d'être parfaitement à l'aise sur la conduite à tenir en cas de réaction.
- Communication régulière avec les adultes en charge de votre enfant (à la crèche, dans le cadre scolaire...). Cette communication passant parfois par une formation de votre part.
- Prise de contact et partage avec d'autres parents d'enfants allergiques, comme le proposent certaines associations de patients.
- Initiation de certaines thérapies, si celles-ci sont envisageables pour votre enfant, comme l'immunothérapie orale ou certaines biothérapies pour augmenter le seuil réactogène et diminuer le risque d'accident allergique.

J'ATTENDS UN ENFANT : COMMENT PRÉVENIR LES ALLERGIES ALIMENTAIRES ?

Tout d'abord, félicitations ! Durant la grossesse, il n'existe à ce jour aucun régime permettant de prévenir les allergies alimentaires. Aucune éviction n'est donc nécessaire chez la maman, qui peut consommer de tout (dans la limite des contre-indications liées à la grossesse ou d'une éventuelle allergie personnelle).

Pendant la grossesse : quelques conseils

- Si vous êtes vous-même allergique, informez votre médecin ou votre allergologue de votre grossesse. Ils pourront vous aider à gérer au mieux vos restrictions alimentaires et à vous assurer que vous recevez bien l'ensemble des nutriments nécessaires, pour vous et votre bébé.
- Alimentation variée et équilibrée : consommez une grande variété d'aliments sains. Afin de protéger votre microbiote, vous devrez privilégier une alimentation diversifiée, avec si possible des produits cuisinés à domicile, tout en évitant les produits ultra-transformés.
- Équilibre en oméga-3 : les acides gras oméga-3, présents dans les poissons gras comme le saumon ou les sardines, jouent un rôle important dans le développement du système immunitaire.
- Suppléments en vitamine D : un faible taux de vitamine D chez la mère pourrait entraîner un risque accru d'allergies alimentaires chez l'enfant. Assurez-vous d'en maintenir un niveau suffisant en consommant des aliments riches en vitamine D (poissons gras, œufs, produits laitiers enrichis) ou en prenant des suppléments vitaminiques.

• Consommez des produits laitiers : si vous n'êtes pas allergique, il n'est pas nécessaire d'éviter les produits laitiers.

Après la naissance, quelle prévention ?

Certains facteurs influençant la survenue d'allergies alimentaires sont difficilement modifiables. Il est difficile d'influer sur le mode d'accouchement, mais la césarienne est associée à un plus fort risque de survenue d'allergies alimentaires chez l'enfant, en raison de l'absence de contact du bébé avec le microbiote vaginal maternel. De la même façon, la prescription d'antibiotiques chez les tout-petits est susceptible de modifier leur microbiote, et d'aggraver le risque de les voir développer des allergies alimentaires. Bien entendu, une indication médicale formelle d'antibiotiques chez un tout-petit doit être suivie, le risque d'infections bactériennes étant sévère à cet âge.

La prévention des allergies alimentaires chez le nourrisson n'est utile que si elle est mise en place tôt : la fenêtre d'opportunité pour agir semble être entre la naissance et les six mois. Ainsi, quatre axes de prévention peuvent être envisagés.

Protégez la peau du bébé

Comme nous l'avons vu, c'est principalement par la peau, surtout lorsque l'enfant a développé de l'eczéma, que se contracte une allergique. Il ne faut donc pas attendre l'altération de la peau pour en prendre soin. Tous les facteurs d'irritation cutanée doivent être limités chez le nouveau-né :

• Pour le lavage, le contact avec l'eau chaude, souvent calcaire, doit être limité (ainsi, les bains pourront être espacés ou leur durée raccourcie).

• Les produits de lavage ne doivent pas contenir d'agents irritants (privilégiez les huiles de douche pour peaux atopiques).

• Les produits appliqués sur la peau ne doivent pas contenir de parfum, d'agents modifiant la texture ou de colorants.

• Évitez le séchage vigoureux par friction après le bain et privilégiez un tapotage doux de la peau.

• Si vous faites des massages à votre bébé, évitez les huiles essentielles ou les huiles d'origine alimentaire (huile d'amande douce…), qui sont très irritantes pour les couches cornées supérieures de la peau.

• Les textiles peuvent également être irritants, surtout les textiles synthétiques ou la laine, qu'il ne faut pas mettre directement en contact avec la peau. Privilégiez le coton.

Évitez tout contact de la peau avec des protéines alimentaires

La peau est une voie par laquelle on risque de devenir allergique. Les protéines alimentaires de notre environnement, qui se déposent sur la peau de l'enfant, pénètrent cette barrière (d'autant plus facilement qu'elle est altérée) et sont présentées au système immunitaire, qui peut alors déclencher une réponse anormale avec la fabrication d'immunoglobuline E, les « grenades » responsables des allergies sévères. Moins la peau est en contact avec des protéines alimentaires, plus ce risque diminue.

Il est actuellement très tentant d'utiliser des produits estampillés « bio » ou « naturel », mais ceux-ci contiennent souvent des protéines alimentaires augmentant le risque de survenue d'allergies. Ainsi, il convient d'éviter les huiles (d'amande douce, par exemple), les crèmes au lait d'ânesse, les savons ou gels douche contenant des aliments, mais également les produits DIY fabriqués à base d'aliments.

Pour limiter au maximum le contact de votre bébé avec les protéines alimentaires présentes dans votre environnement, veillez à bien vous laver les mains, surtout si vous avez mangé, et évitez de toucher les produits qui entreront en contact avec la peau de votre enfant pour ne pas les contaminer avec des protéines alimentaires (pots de crème par exemple).

Diversifiez tôt

Les recommandations de diversification alimentaire ont beaucoup changé au cours du dernier siècle. On pourrait croire qu'il s'agit d'un nouvel effet de mode, mais ces changements s'expliquent par une meilleure compréhension du mécanisme des allergies alimentaires.

Il y a une trentaine d'années, la diversification avait été reculée après six mois, avec pour consignes de ne pas introduire d'aliments allergisants avant l'âge d'un an. L'idée était que si l'enfant ne consommait pas ces aliments précocement, il ne pourrait pas y devenir allergique. Pourtant, ces recommandations ont entraîné une explosion des cas d'allergies alimentaires. En effet, la voie de sensibilisation cutanée n'était alors pas connue : on ne savait pas qu'on pouvait devenir allergique par la peau.

En 2017, l'étude *LEAP* menée en Grande-Bretagne a démontré que l'administration précoce (par ingestion) et régulière d'un allergène (la cacahuète) protégeait au contraire de la survenue d'allergies alimentaires. De la cacahuète était donnée, sous une forme adaptée à l'âge, à des enfants à risque dès l'âge de quatre mois. Le taux d'allergie à cinq ans était alors diminué de 85 %. D'autres études, depuis, ont démontré la même efficacité sur la prévention des allergies pour d'autres aliments.

Mais alors, comment expliquer que, lorsqu'un enfant mange un allergène précocement, il n'y devient pas allergique, alors que lorsque l'allergène est déposé sur la peau, le risque d'allergie augmente ?

La voie d'administration oriente une réponse différente du système immunitaire. Lorsque l'enfant mange les protéines allergisantes, celles-ci passent la barrière digestive, et le système immunitaire tend à développer une réponse orientée vers la tolérance (IgG4, lymphocytes T régulateurs), les fameux « laissez-passer ». Une balance s'établit alors entre la production des anticorps d'allergie et ceux de la tolérance, et l'allergène n'engendre aucune manifestation. Mais il faut que le corps fabrique ces anticorps de tolérance suffisamment tôt.

Ainsi, les recommandations actuelles pour la prévention des allergies alimentaires sont de **diversifier tôt, dès quatre mois, en incluant rapidement tous les aliments présents dans l'environnement de l'enfant, sous une forme adaptée à son âge**. Ensuite, une fois ces aliments introduits, il faut entretenir la production de ces anticorps de tolérance et poursuivre la consommation de l'allergène de façon *très régulière* (plusieurs fois par semaine). Dans l'étude *LEAP*, les patients ont consommé l'allergène plusieurs fois par semaine pendant cinq ans.

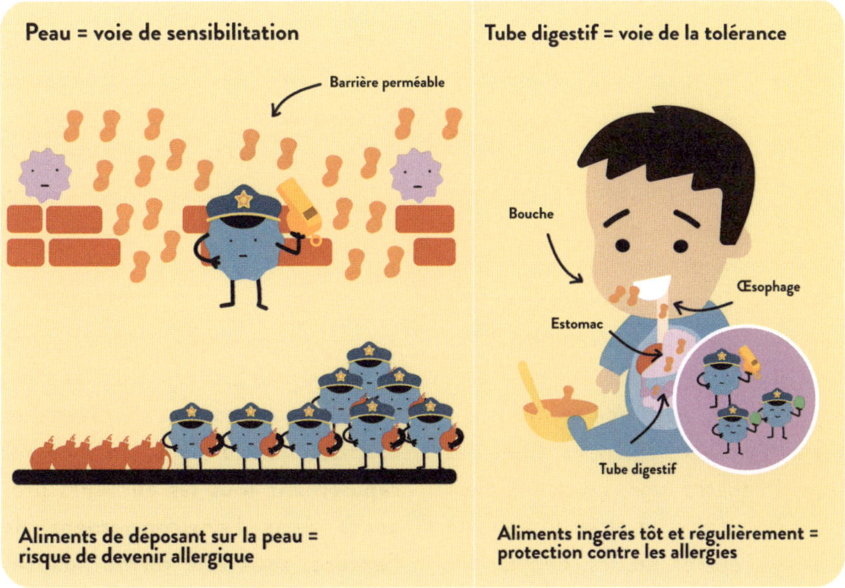

Développez le microbiote de votre enfant

Le microbiote est un ensemble de micro-organismes (notamment des bactéries), non dangereux et n'entraînant pas de maladies, présents à la surface des barrières de l'organisme (peau, tube digestif, système respiratoire). Ces bactéries ne sont pas de simples hôtes, mais interagissent avec le système immunitaire et orientent sa réponse. Toute altération du microbiote est susceptible de modifier les réponses immunitaires.

Lorsque l'enfant naît, il n'a pas de microbiote, puis les micro-organismes commencent à le coloniser (notamment lors de l'accouchement, quand il entre en contact avec les bactéries vaginales de sa mère). Progressivement, au cours des premières années de la vie, le microbiote s'enrichit pour s'approcher vers deux ans de celui qu'aura l'enfant à l'âge adulte. Il est donc essentiel que, tôt dans la vie, l'enfant développe un microbiote très diversifié.

Il n'existe à ce jour aucun probiotique ayant fait ses preuves pour favoriser l'acquisition d'un bon microbiote, mais quelques conseils peuvent être donnés :

- Évitez tous les facteurs conduisant à un appauvrissement du microbiote, comme les repas à base de produits ultra-transformés ou la désinfection excessive de la peau sans raison.
- Évitez les bactéries dangereuses pour le microbiote cutané. Les surinfections cutanées au staphylocoque doré sont responsables d'une augmentation des allergies alimentaires. Il est donc important de bien se laver les mains avant de toucher la peau de votre enfant et de demander un avis médical en cas de surinfection cutanée.
- Favorisez le contact avec les « bonnes » bactéries. On sait que les enfants vivant à la campagne, à proximité des étables, développent moins d'allergies que les autres. Pourquoi ne pas favoriser les séjours auprès des animaux de la ferme chez les tout-petits ?

L'ALLAITEMENT DE MON BÉBÉ ALLERGIQUE

Même s'il n'est pas prouvé que l'allaitement protège de la survenue d'allergies alimentaires, il reste bénéfique pour votre bébé.

Il est donc généralement conseillé de poursuivre l'allaitement si vous le souhaitez, même si votre enfant a développé des allergies alimentaires.

Un bébé allaité ne peut pas être allergique au lait maternel lui-même. Dans des cas très exceptionnels, l'enfant peut réagir à certaines protéines consommées par sa mère et qui passent dans le lait. Mais retenez que ces protéines ont subi un long processus de digestion qui les a altérées, puis qu'elles ont été utilisées après passage dans le sang pour la fabrication du lait maternel. Elles sont donc, dans la très grande majorité des cas, très transformées et complètement inoffensives pour l'enfant, ne justifiant qu'exceptionnellement un régime d'éviction chez la mère.

La plupart du temps, vous pouvez continuer à allaiter votre enfant allergique sans modifier vous-même votre alimentation.

Attention
N'effectuez pas d'évictions alimentaires à titre préventif. Aucune étude ne démontre un bénéfice à éviter les allergènes pendant la grossesse ou l'allaitement en matière de réduction des risques d'allergies pour l'enfant. En revanche, le post-partum, particulièrement lorsque la mère allaite, est une période propice aux déficits nutritionnels. Restreindre son alimentation inutilement peut donc être dangereux.

Si un régime d'éviction d'un allergène vous a été prescrit, il ne doit pas engendrer de carences. Par exemple, si vous arrêtez le lait, une substitution en calcium sera nécessaire.

TOUT SAVOIR SUR

LES ÉTAPES DE LA DIVERSIFICATION ALIMENTAIRE

DE VOTRE BÉBÉ EN PRÉVENTION DES ALLERGIES

Avant les quatre mois de votre bébé : une alimentation lactée uniquement

- L'allaitement maternel est recommandé, avec un régime alimentaire maternel normal, équilibré et sans éviction alimentaire préventive. Si votre souhait est d'allaiter votre bébé exclusivement, selon ce qui est recommandé, un des facteurs de risque d'allergie aux protéines de lait de vache est le biberon de lait infantile qui vous sera donné en maternité en attendant la montée de lait, qu'on appelle la « dangerous bottle ». Si celui-ci est médicalement indispensable pour votre enfant, il vaut mieux privilégier un hydrolysat de protéines de lait de vache (voire une formule d'acides aminés ou un hydrolysat de riz).
- Si vous souhaitez d'emblée opter pour un allaitement mixte, sachez, d'une part, qu'il sera plus difficile d'allaiter avec succès qu'en cas d'allaitement exclusif. Par ailleurs, puisque votre enfant recevra régulièrement des biberons, vous pouvez d'emblée lui donner une préparation pour nourrissons à base de lait de vache en complément de votre lait.
- Si votre bébé est nourri au lait infantile, proposez-lui en première intention un lait premier âge standard à base de protéines de lait de vache, même en cas d'atopie familiale. Les laits hypoallergéniques ou les hydrolysats d'emblée ne sont pas indiqués.

À partir de quatre mois, le début des purées

L'âge recommandé pour débuter la diversification alimentaire se situe entre le quatrième et le sixième mois de votre enfant. L'introduction tardive (après ses six mois) risque d'entraîner le développement des allergies alimentaires. L'Organisation mondiale de la santé continue à recommander une diversification après six mois d'allaitement maternel exclusif, mais il s'agit d'un organisme faisant des recommandations pour l'ensemble des pays du monde. Les problématiques de dénutrition dans les pays en voie de développement justifient cet allaitement maternel exclusif pour subvenir aux besoins de l'enfant. Dans nos pays industrialisés, le risque d'allergie alimentaire est supérieur à celui de dénutrition et justifie des recommandations différentes.

- Afin de prévenir les allergies alimentaires, il faut introduire dès cette période de quatre à six mois les allergènes présents dans votre domicile (que les autres membres de la famille consomment). Cette introduction doit néanmoins se faire sous une forme adaptée à l'âge pour éviter les fausses routes : il n'est bien sûr pas question de donner à manger une cacahuète entière à votre enfant. Les conseils habituels de diversification sont de n'introduire qu'un aliment à la fois, mais cette façon de procéder ne prévient pas la survenue d'une allergie et a tendance à retarder l'introduction des allergènes. Le seul avantage à introduire les aliments un par un serait de favoriser une meilleure éducation au goût, mais il n'y a pas d'indication médicale à le faire.
- Si vous le souhaitez, vous pouvez tenir un journal alimentaire. Cela vous permettra d'identifier les aliments déjà introduits.
- N'oubliez pas que les allergènes doivent être présents régulièrement dans l'alimentation. Il ne s'agit donc pas de donner à votre enfant, pendant la diversification, une compote contenant des fruits à coque pendant deux ou trois jours puis de ne plus lui en servir pendant plusieurs semaines. La consommation doit être poursuivie de manière régulière plusieurs fois par semaine.
- Lorsque votre enfant peut manger un repas diversifié et complet par jour (vers ses six mois), proposez-lui un lait deuxième âge. Les bébés doivent consommer entre 500 et 700 ml (trois biberons) de lait deuxième âge jusqu'à leurs dix à douze mois pour

couvrir leurs besoins nutritionnels en fer et en acides gras essentiels (AGE).

- À partir de six à huit mois, faites évoluer progressivement la texture des plats proposés.
- On ne force jamais un enfant à terminer son repas. Ses signaux de satiété sont fiables, et il saura vous indiquer qu'il n'a plus faim. L'objectif de la diversification alimentaire n'est pas de remplacer le lait, mais de faire découvrir à votre enfant de nouvelles saveurs, odeurs et textures, et de le familiariser avec les allergènes alimentaires.
- Persévérez ! Il faut parfois proposer un aliment plus d'une dizaine de fois pour qu'il soit apprécié par votre enfant.
- Le miel ne doit pas être introduit dans l'alimentation de votre bébé en raison du risque de botulisme, et ce jusqu'à sa première année.
- Le lait cru peut présenter un risque de transmission bactérienne pour les jeunes enfants, en particulier ceux de moins de cinq ans, et n'est donc pas recommandé. Ils ne doivent pas non plus consommer de fromage au lait cru (sauf les fromages à pâte pressée cuite : gruyère, comté, emmental, beaufort...). Avant dix ans, la viande doit également être bien cuite.

En pratique

À partir de ses quatre mois, l'alimentation de votre bébé doit prendre la forme de purées lisses de légumes ou de fruits.

Proposez une purée lisse contenant des féculents, des légumes et une cuillère à soupe de matière grasse crue (beurre, huile d'olive, huile de colza...). Une protéine animale (viande, poisson ou œuf) peut être donnée une seule fois par jour.

Concernant les légumes, commencez par ceux qui sont les plus faciles à digérer : carottes, courgettes pelées et épépinées, haricots verts, citrouille, blanc de poireau, épinards...

Il est important de respecter la satiété de votre enfant et de commencer progressivement sa diversification.

Voici tout de même quelques repères pour une purée maison afin de vous aider si vous ne savez pas quelle quantité lui donner :

- Féculents (pomme de terre, pâtes, riz, semoule, patate douce, lentilles...) : 100 g
- Légumes : 100 g
- Viande, poisson ou œuf dur :
- quatre mois : 5 à 10 g de protéines animales (5 g = 1 cuil. à café) ;

- un an : 10 à 20 g de protéines animales ;
- trois ans : 30 g de protéines animales.
- Matière grasse : 1 cuil. à soupe = 10 g

À cela, il faut donc ajouter régulièrement les allergènes présents dans votre domicile.

Zoom sur l'introduction du lait de vache :

Si vous poursuivez l'allaitement maternel après les quatre mois de votre bébé, il est conseillé d'introduire quotidiennement des protéines de lait de vache sous forme de yaourt, de fromage blanc, de petit-suisse, mais aussi de beurre ou de crème.
Ces recommandations d'introduction ne concernent que les enfants exclusivement allaités ; les enfants consommant du lait premier âge ou deuxième âge reçoivent déjà des protéines de lait de vache par ce biais.

Zoom sur l'introduction de l'arachide :

Si vous-même ou les membres de votre famille consommez de l'arachide ou des produits en contenant, il est essentiel de l'introduire précocement chez votre enfant en prévention d'une allergie à l'arachide.
Ainsi, entre quatre et six mois, vous pouvez lui donner une cuillère à café de purée de cacahuète (peanut butter) mélangée dans sa purée ou sa compote. Le beurre de cacahuète a une texture trop épaisse pour être consommé tel quel.
Vous pouvez trouver du beurre de cacahuète composé à 100 % d'arachide, sans ajout de sucres, de sel ou de conservateurs, qui sera plus adapté à votre enfant.
Vous pouvez également râper dans son alimentation un biscuit à la cacahuète (type Curly). Ceux-ci n'ont pas d'intérêt nutritionnel et il n'est bien sûr pas question que votre enfant consomme le paquet ! Mais, en faible quantité, ils peuvent aider à l'introduction précoce de l'arachide.
Cette consommation d'arachide doit être maintenue plusieurs fois par semaine sur le long terme.

TOUT SAVOIR SUR

Zoom sur l'introduction
des œufs :

L'œuf bien cuit est moins allergisant que l'œuf cru. Il est donc préférable de commencer par une introduction sous forme de biscuit avant de proposer de l'œuf dur mixé, ajouté dans une purée.
Vous pouvez, par exemple, commencer la première fois par un quart de boudoir, mixé avec la compote et un peu de jus de cuisson. Vous pouvez également râper le boudoir dans la compote directement. Cette consommation doit être répétée plusieurs fois par semaine. Quand l'enfant sera un peu plus grand, vous pourrez lui donner de l'œuf dur bien cuit, ajouté dans une purée.

Voici un repère pour doser la quantité de protéines animales en fonction de l'âge :

- *Entre cinq et six mois : 1 cuil. à café d'œuf (5 g)*
- *Entre six et huit mois : 2 cuil. à café d'œuf (10 g)*
- *Entre neuf et douze mois : 4 cuil. à café d'œuf (20 g)*
- *Entre deux et trois ans : ½ œuf bien cuit (30 g)*

Zoom sur l'introduction du gluten :

Le plus simple est souvent d'intégrer le gluten sous forme de céréales infantiles à ajouter dans le biberon de lait ou bien avec du pain grillé, une biscotte, un boudoir... à mixer ou écraser finement et à mélanger dans la compote ou la purée.
Quand votre bébé aura intégré les morceaux, il pourra se régaler avec des petites pâtes, par exemple.

Zoom sur l'introduction des fruits à coque :

Il est important d'évaluer si vous-même ou les membres de votre famille consommez des fruits à coque ou des produits en contenant. En cas de réponse positive, il convient d'introduire les fruits à coque consommés dans l'alimentation de votre enfant en prévention d'une allergie alimentaire. Cette introduction doit concerner chaque fruit à coque consommé et doit être poursuivie plusieurs fois par semaine sur le long terme.

Pour l'amande, vous pouvez proposer de la poudre d'amande ou de la purée d'amande, acheter du jus d'amande et en ajouter en petite quantité dans une purée ou une compote. Certains industriels proposent également des compotes mélangées à l'amande pour l'introduction précoce des fruits à coque.

Pour la noisette, vous pouvez proposer de la poudre de noisette à mélanger dans les compotes ou du jus de noisette (souvent mélangé à d'autres ingrédients) et en mettre en petite quantité dans une purée ou une compote.

Pour la noix, vous pouvez ajouter un filet d'huile de noix (si elle contient des protéines) ou mixer de la noix directement.

Pour la pistache et la noix de cajou (allergènes croisant entre eux), vous pouvez donner du jus ou de la crème de noix de cajou, de la pâte de noix de cajou ou de pistache, ou mixer ces fruits à coque. Certains industriels proposent également des compotes mélangées à la noix de cajou pour l'introduction précoce des fruits à coque. Méfiez-vous des yaourts à la pistache qui, souvent, ne contiennent pas de pistache mais seulement des arômes.

Attention : si vous choisissez une pâte industrielle, veillez à bien la sélectionner sans ajout d'autres ingrédients, ni sucre, ni sel.

Il existe des pâtes de fruits à coque qui en mélangent plusieurs et permettent de favoriser cette introduction.

Une fois l'arachide et les fruits à coque introduits, vous pouvez réaliser vous-même (ou acheter dans le commerce) une purée de mélange d'oléagineux sans sucre et sans sel pour plus de facilité.

Et les autres fruits à coque : noix de macadamia, noix de pécan, noix du Brésil sont plus rarement consommées. Si c'est votre cas, il convient de les introduire également chez votre enfant.

Zoom sur l'introduction des légumineuses (petits pois, lentilles, haricots secs...) et des graines

On recense de plus en plus d'allergies aux légumineuses. Leur introduction doit également être précoce et régulière, plusieurs fois par semaine, sous forme très mixée. Les graines (type sésame, sarrasin) engendrent elles aussi souvent des allergies. Si ces aliments font partie de vos habitudes alimentaires, il faut également les introduire précocement chez votre enfant.

En résumé, voici les allergènes à introduire selon ce qui est consommé par les membres de votre famille :

Allergènes	Comment savoir s'il y en a dans mon domicile ? (dans quels produits se trouve-t-il)	Comment l'introduire entre 4 et 6 mois chez mon enfant
Œuf	Œufs tels quels, quiches, gâteaux, pâtisseries, meringues, mayonnaise, crèmes glacées, pâtes fraîches...	Boudoirs râpés dans la compote, puis ¼ d'œuf très cuit
Arachide (cacahuète)	Cacahuètes telles quelles, beurre ou purée de cacahuète, biscuits apéritifs, barres chocolatées à la cacahuète, plats locaux comme le mafé, sauces créoles ou sauce satay, houmous, cookies, brownies...	Purée de cacahuète diluée dans la compote, biscuits apéritifs râpés
Noisette	Noisettes telles quelles, poudre de noisette, chocolats à la noisette, pâtes à tartiner (type Nutella), jus de noisette. Certaines madeleines, macarons, praliné, glaces ou sorbets	Poudre de noisette, jus de noisette, purée de noisette dans une compote
Amande	Amandes telles quelles, jus d'amande, poudre d'amande, gâteaux type financiers, galettes des rois, pâtes d'amande, chocolat praliné...	Poudre d'amande, jus d'amande, purée d'amande dans une compote
Noix	Noix telles quelles, huile de noix, gâteaux aux noix, brownies, cakes aux fruits secs, chocolats, barres granolas, sauce pesto...	Poudre de noix ou purée de noix
Pistache et noix de cajou	Noix de cajou ou pistaches telles quelles, pestos industriels, chocolats, barres de céréales, produits pour le petit-déjeuner, financiers, génoises, macarons, décors de gâteaux comme les tartes aux framboises, nougats, pâtes de fruits, certaines farces de viande, sauce pesto, curry et plats asiatiques (korma)...	Jus de noix de cajou, mixer les fruits à coque et les ajouter dans une préparation sucrée ou salée

Des allergènes toute la semaine, c'est facile :

	Lundi	Mardi	Mercredi	Jeudi	Vendredi	Samedi	Dimanche
Lait de vache	Beurre	Yaourt	Fromage	Beurre	Yaourt	Fromage	Beurre
Œuf entier bien cuit *		Œuf		Boudoir			Œuf
Poisson			Poisson		Poisson		
Pâte/purée/ poudre d'arachide	1 cuil. à café			1 cuil. à café			
Pâte/purée/ poudre de fruits à coque **			Mélange de noisette, amande, noix de cajou... 1 cuil. à café			Mélange de noisette, amande, noix de cajou... 1 cuil. à café	Mélange de noisette, amande, noix de cajou... 1 cuil. à café
Blé : biscottes ou biscuit écrasés, céréales infantiles, pâtes...	2 cuil. à café	2 cuil. à café		2 cuil. à café		2 cuil. à café	
Légumineuses : petits pois, lentilles, haricots secs					À la place de la quantité de pommes de terre. (Au-delà d'1 an, augmentez à 2 prises/ semaine).		

** Commencez l'introduction de l'œuf par un quart de boudoir râpé à ajouter dans une compote.*
*** Liste des fruits à coque à introduire :*
Les fruits à coque consommés au domicile.
Si vous introduisez uniquement l'amande, cela ne protègera pas votre enfant d'une éventuelle allergie à la noix de cajou. Il convient donc de bien lui donner chaque fruit à coque consommé.
Les fruits à coque impliqués dans des allergies croisées sont la pistache et la noix de cajou, et d'autre part la noix et la noix de pécan.
L'arachide (cacahuète) n'est pas un fruit à coque mais une légumineuse, c'est pourquoi elle est ici distinguée des fruits à coque.

N'oubliez pas que ce n'est pas parce que vous êtes allergique à un aliment que votre bébé le sera ! Faites-vous confiance.

PUDDING DE CHIA
AUX FRUITS

Liste des courses, pour un petit-déjeuner. :

1 cuil. à soupe de graines de chia • 100 ml de lait infantile habituel, lait maternel, ou lait d'avoine, de riz, de chanvre (le lait de vache entier est possible pour les enfants qui le tolèrent) • ½ fruit : pêche, pomme, abricot... au choix et de saison ! • Au choix : vanille, cannelle, fleur d'oranger...

Aux fourneaux :

1. Dans un bol, mélangez pendant 2 min le lait avec les graines de chia et la vanille. Les graines ne doivent plus du tout coller entre elles.

2. Laissez reposer toute la nuit (ou au moins 2 h) au réfrigérateur.

3. Lorsque le pudding est prêt à être savouré, mélangez à nouveau les graines pour bien homogénéiser le tout, puis déposez dessus des petits morceaux du fruit de votre choix.

4. Dégustez !

Remarques :

- Recette à préparer la veille, à conserver maximum 24 h au réfrigérateur.
- Les graines de chia ne sont pas considérées comme un allergène. Cependant, dans un contexte d'allergie à d'autres graines ou fruits à coque, il est préférable de prendre toutes les précautions nécessaires.

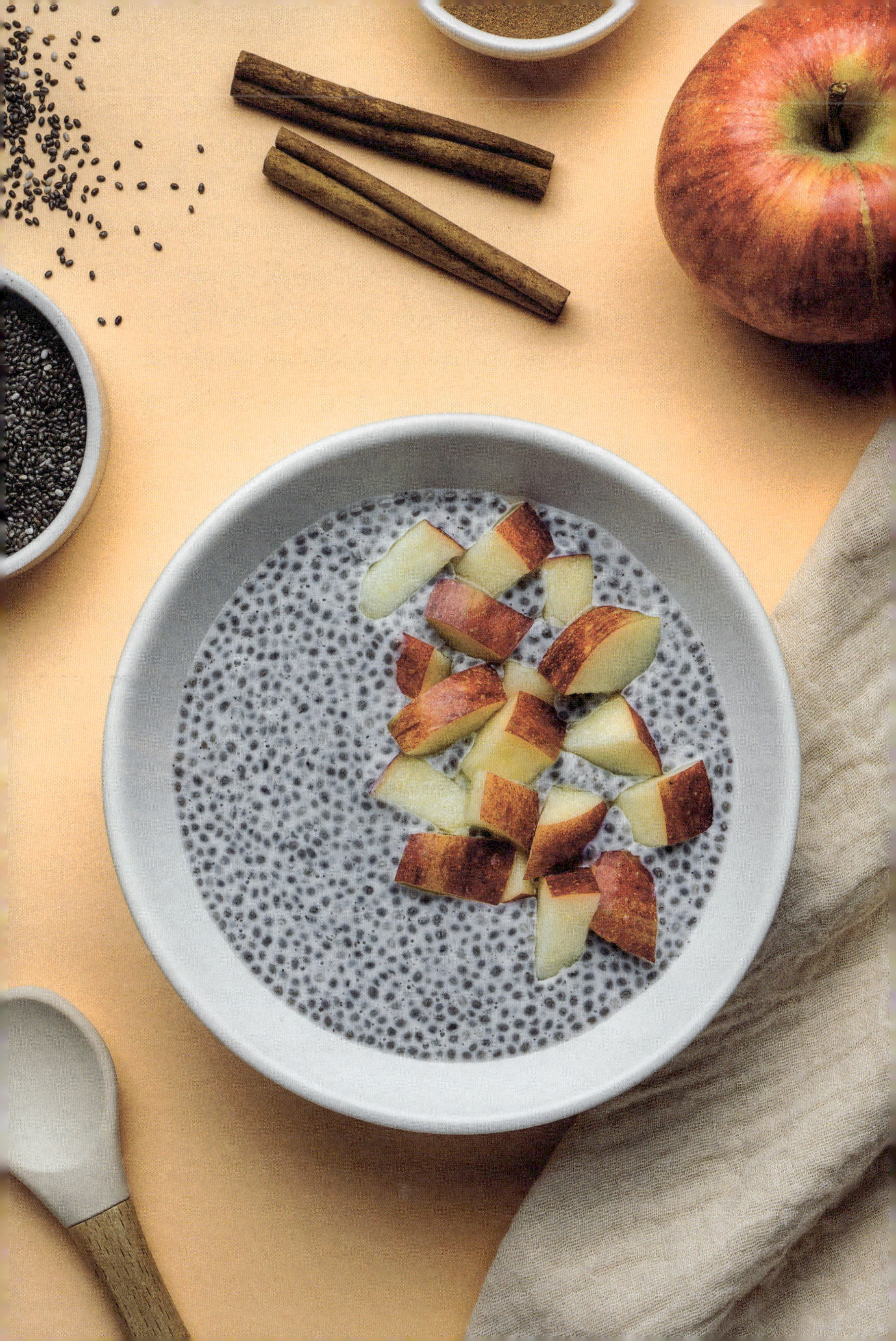

MILKSHAKE
À LA FRAMBOISE

Liste des courses, pour un petit-déjeuner :

150 ml de lait infantile habituel, lait maternel, ou lait d'avoine, de riz, de chanvre (le lait de vache entier est possible pour les enfants qui le tolèrent) • Une dizaine de framboises surgelées (environ 50 g)

Aux fourneaux :

1. Mixez simplement les framboises avec le lait jusqu'à obtenir une texture bien homogène.

2. Passez le tout dans un tamis afin de retirer les petites graines de framboises. Dégustez !

Remarque :

- La recette est ici à base de framboises congelées afin d'apporter un léger côté glacé, mais vous pouvez tout à fait la réaliser avec des framboises fraîches, ou même d'autres fruits.

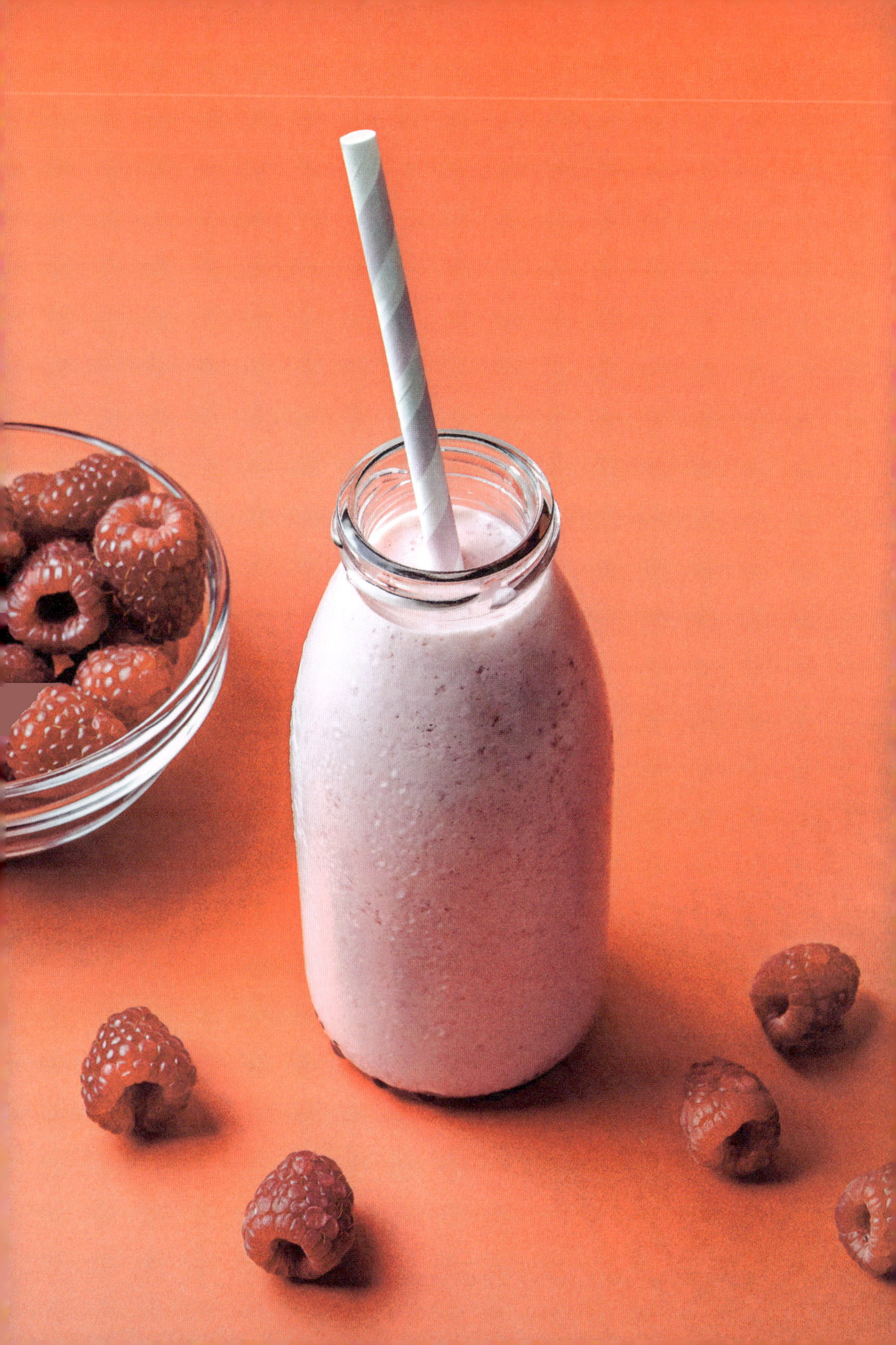

BANANE
À LA MYRTILLE

Liste des courses, pour un petit-déjeuner :

1 banane (environ 100 g) • 30 g de myrtilles (fraîches ou surgelées)

Aux fourneaux :

1. Mixez la banane coupée en gros morceaux avec les myrtilles jusqu'à ce qu'il n'y ait plus de petites peaux de myrtilles visibles. Dégustez !

Remarque :

- Il est préférable de consommer cette recette peu de temps après sa réalisation, mais si vous préférez la préparer à l'avance, pensez à ajouter quelques gouttes de citron qui serviront de conservateur naturel en ralentissant l'oxydation. La recette conservera ainsi sa couleur d'origine.

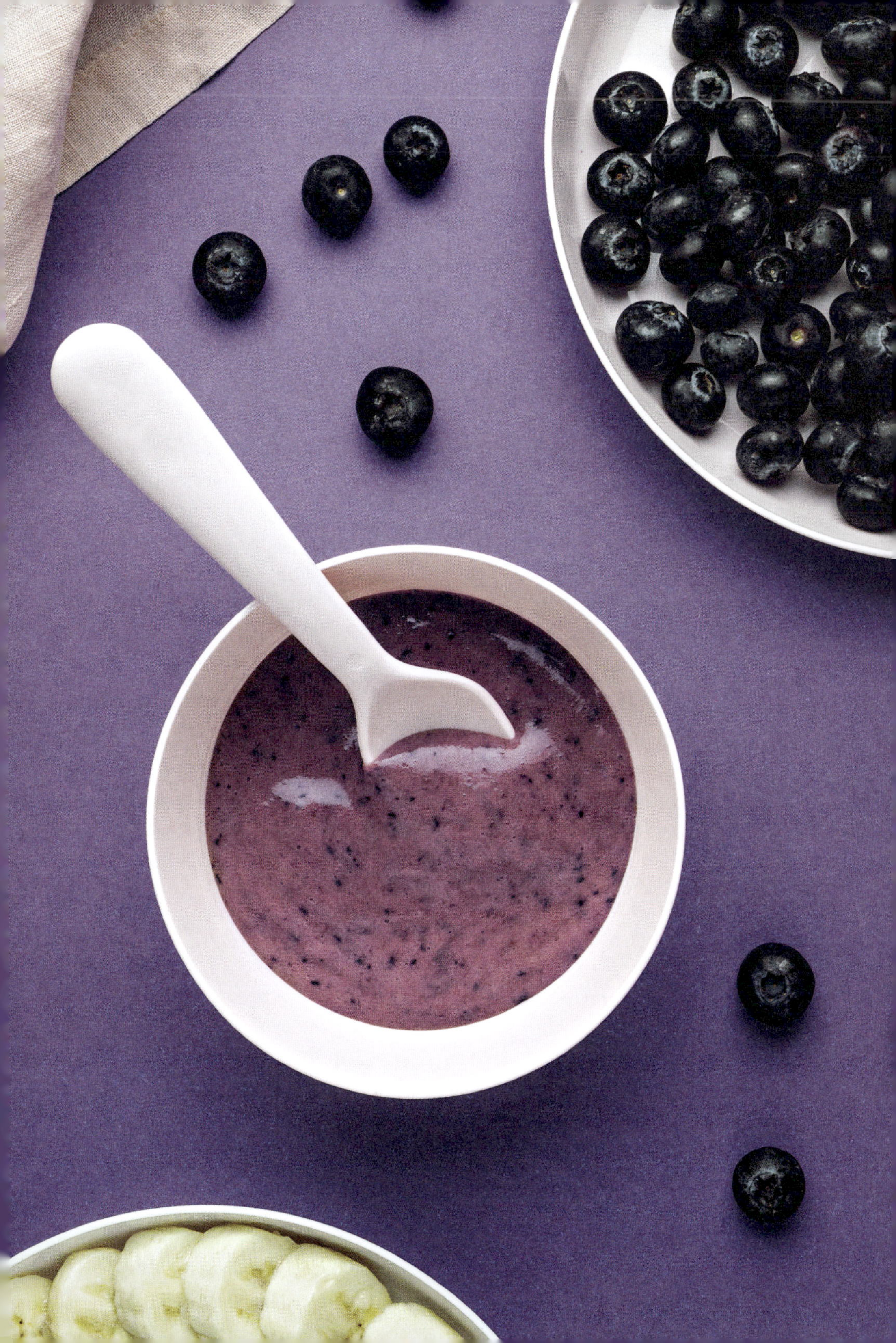

PERLES DU JAPON
À LA VANILLE

Liste des courses, pour un petit-déjeuner :

20 g de perles du Japon (ou tapioca) • 250 ml de lait infantile habituel, lait maternel, ou lait d'avoine, de riz, de chanvre (le lait de vache entier est possible pour les enfants qui le tolèrent) • ½ gousse de vanille (ou vanille en poudre, vanille liquide)

Aux fourneaux :

1. Portez le lait à petite ébullition dans une casserole.

2. Ajoutez les perles du Japon en pluie et mélangez bien.

3. Grattez les graines de la gousse de vanille coupée en deux et ajoutez-les dans la casserole.

4. Laissez cuire environ 15 min à feu doux tout en remuant régulièrement. Vos perles seront cuites lorsqu'elles deviendront transparentes.

5. Laissez refroidir et reposer au réfrigérateur avant de déguster !

Remarque :

- Les « perles du Japon » ont un diamètre plus petit que le tapioca, elles sont souvent plus appréciées par les enfants, mais les deux fonctionnent parfaitement dans cette recette !

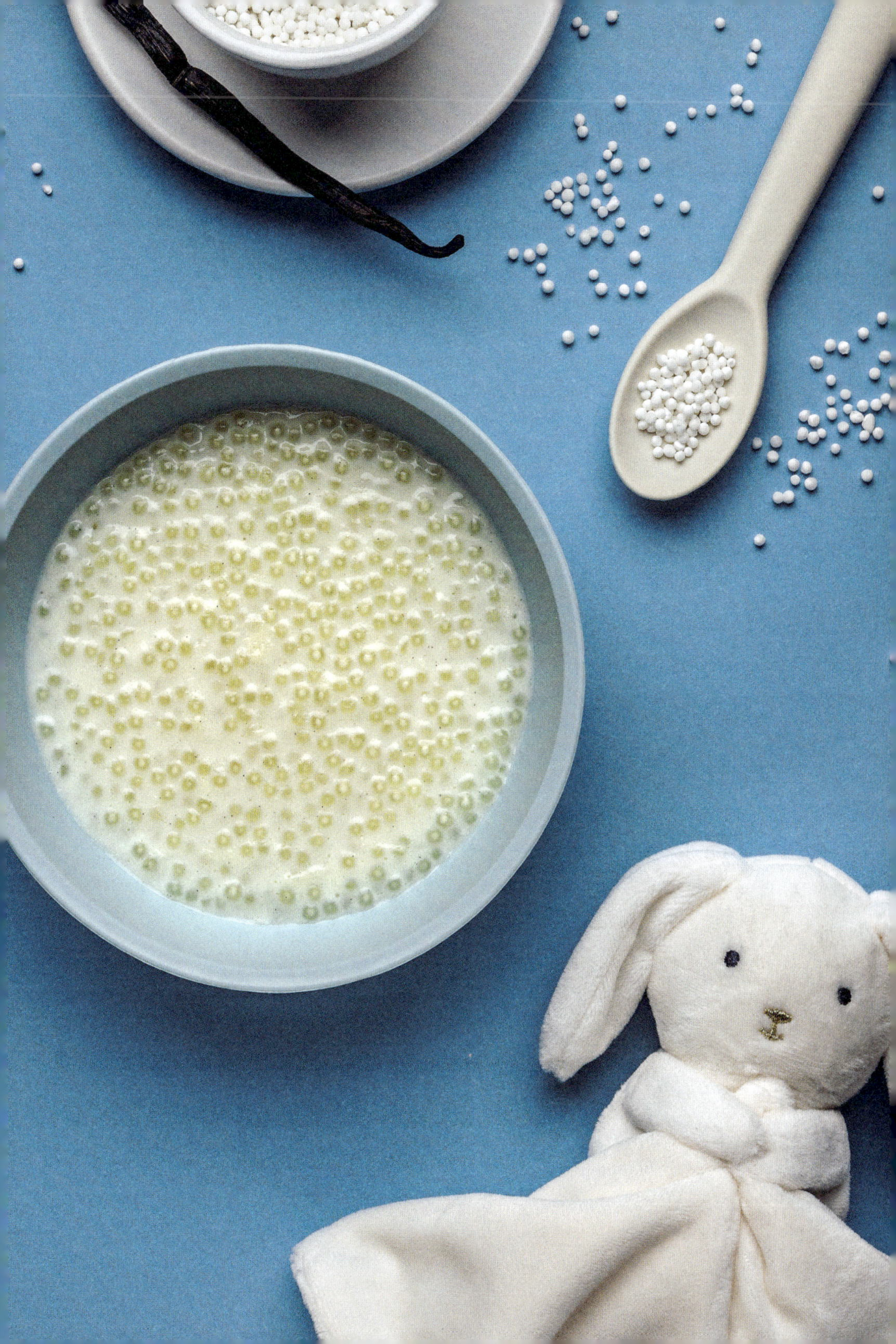

CÉRÉALES GOURMANDES

Liste des courses. Proposez environ 30 g de céréales à votre enfant par petit-déjeuner :

100 g de flocons de riz • 50 g de quinoa soufflé • 2 cuil. à soupe de sirop d'érable ou de sirop d'agave • 2 cuil. à soupe d'huile de coco (ou de colza ou de tournesol) • 1 cuil. à café d'extrait de vanille • 30 g de graines de chia • 30 g de graines de lin • 50 g de fruits secs (comme des dattes ou des abricots, mais vérifiez bien qu'ils ne contiennent pas de sulfites pour les personnes allergiques)

Aux fourneaux :

1. Préchauffez votre four à 160 °C (th. 5).

2. Dans un grand bol, mélangez les ingrédients secs : les flocons de riz, le quinoa soufflé, les graines de chia, les graines de lin et les fruits secs coupés en petits morceaux.

3. Préparez le mélange liquide. Dans une petite casserole, faites fondre l'huile de coco à feu doux. Ajoutez ensuite le sirop d'érable et l'extrait de vanille. Mélangez bien.

4. Versez le mélange liquide sur les ingrédients secs et mélangez jusqu'à ce que le tout soit bien homogène.

5. Étalez le mélange sur une plaque de cuisson recouverte de papier sulfurisé en une couche uniforme. Enfournez pendant environ 15-20 min, en remuant à mi-cuisson. Surveillez bien la cuisson, les céréales doivent être dorées, mais pas brunes.

6. Une fois cuites, laissez-les refroidir complètement sur la plaque. Elles deviendront plus croustillantes en refroidissant. Vous pouvez ensuite les conserver dans un récipient hermétique.

7. Dégustez avec le lait de votre enfant ou un yaourt sans allergènes.

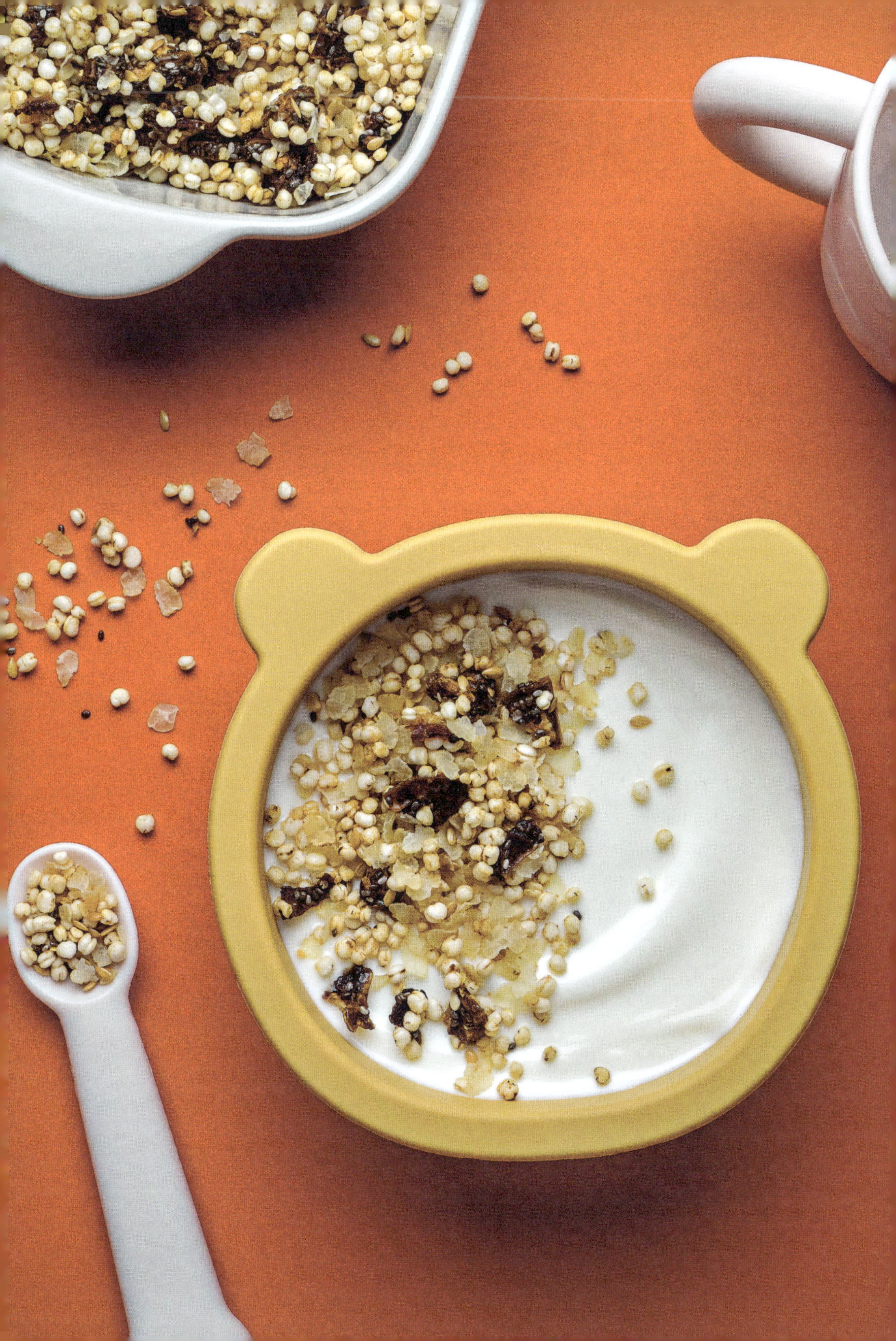

PANCAKES
POUR PETITS GOURMANDS

Liste des courses, pour un petit-déjeuner :

1 banane bien mûre (environ 100 g) • 150 g de farine de riz • 1 cuil. à soupe de fécule de maïs • 1 cuil. à soupe de graines de chia + 3 cuil. à soupe d'eau • 1 cuil. à café de levure chimique sans gluten • 200 ml de lait infantile habituel, lait maternel, ou lait d'avoine, de riz, de chanvre (le lait de vache entier est possible pour les enfants qui le tolèrent) • 1 cuil. à soupe d'huile de colza (pour la cuisson) • 1 cuil. à café d'extrait de vanille (facultatif)

Aux fourneaux :

1. Dans un petit bol, mélangez les graines de chia avec 3 cuil. à soupe d'eau (elles servent ici de substitut à l'œuf). Laissez reposer pendant 5-10 min, jusqu'à ce que le mélange devienne gélatineux.

2. Dans un grand bol, écrasez la banane à l'aide d'une fourchette jusqu'à obtenir une purée lisse. Dans un autre bol, mélangez la farine de riz, la fécule de maïs et la levure chimique.

3. Incorporez ensuite le lait, l'extrait de vanille, l'huile, le mélange de chia et la purée de banane aux ingrédients secs. Mélangez jusqu'à obtenir une pâte homogène. Si la pâte est trop épaisse, ajoutez un peu plus de lait.

4. Faites chauffer une poêle antiadhésive à feu moyen et graissez-la légèrement avec de l'huile de tournesol ou de colza. Versez une petite louche de pâte dans la poêle chaude pour former un pancake. Faites cuire environ 2-3 min de chaque côté, jusqu'à ce que des bulles se forment à la surface et que les bords soient dorés.

Remarque :

- S'il y a des restes : congelez les pancakes séparés par une feuille de papier cuisson. À réchauffer au grille-pain.

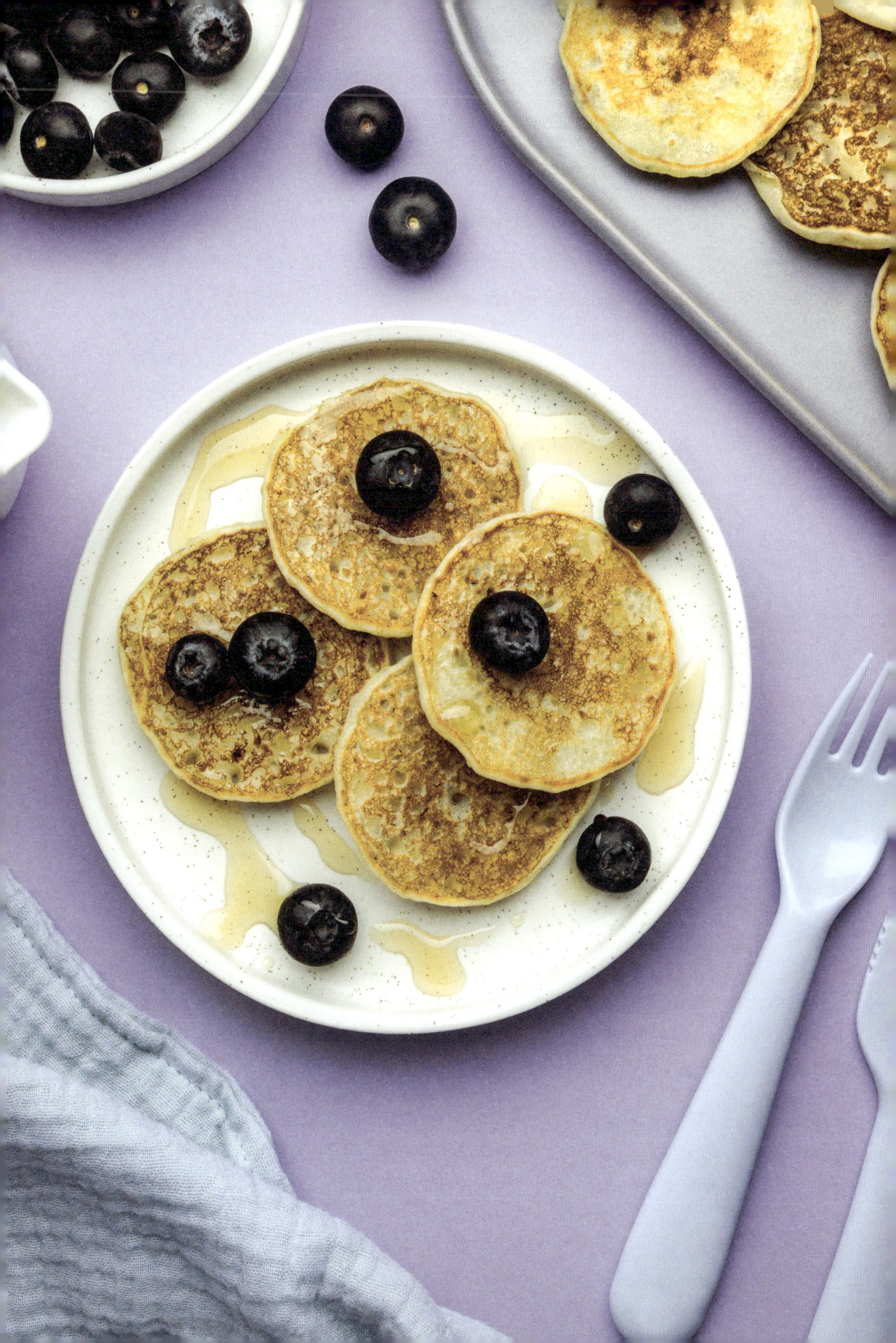

SMOOTHIE BOWL AUX FRUITS
ET AUX GRAINES SANS ALLERGÈNES

Liste des courses, pour un petit-déjeuner. :

1 banane congelée • ½ mangue congelée (ou un autre fruit comme des fraises ou des myrtilles) • 200 ml de lait infantile habituel, lait maternel, ou lait d'avoine, de riz, de chanvre (le lait de vache entier est possible pour les enfants qui le tolèrent) • 1 cuil. à soupe de graines de chia (ou graines de lin moulues) • ½ cuil. à café d'extrait de vanille • Des fruits frais et de saison au choix pour la garniture (fraises, kiwis, bananes, etc.)

Aux fourneaux :

1. Dans un mixeur, ajoutez tous les ingrédients (sauf les fruits utilisés pour la garniture) et mixez jusqu'à obtenir une texture lisse et crémeuse.

2. Si le mélange est trop épais, ajoutez un peu plus de lait.

3. Versez dans un bol, puis ajoutez en toppings les fruits frais tranchés, et dégustez sans attendre !

Remarque :

- Les smoothies bowl se dégustent à la cuillère. Beaux et appétissants, ils sont parfaits pour les petits qui boudent leur lait à boire.

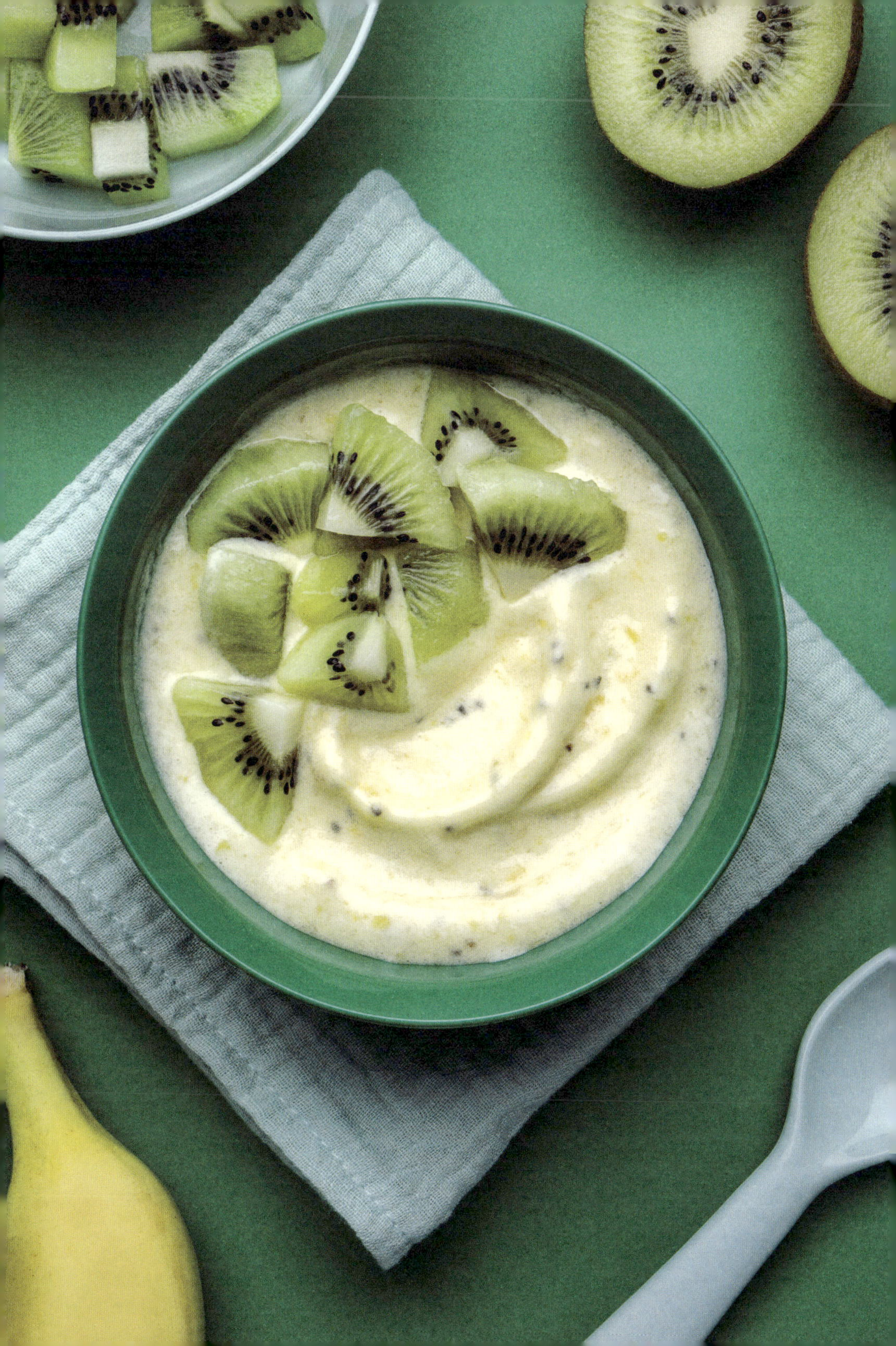

BOWL CAKE
AU MICRO-ONDES

Liste des courses, pour un petit-déjeuner :

40 g de flocons de riz • 1 petite banane bien mûre (environ 100 g) • 1 cuil. à soupe de graines de chia • 3 cuil. à soupe d'eau • ½ cuil. à café de levure chimique sans gluten • 1 cuil. à soupe de compote de pomme (sans sucre ajouté de préférence) • 1 cuil. à café d'extrait de vanille (facultatif) • Des fruits frais ou secs pour la garniture (facultatif)

Aux fourneaux :

1. Dans un petit bol, mélangez les graines de chia avec 3 cuil. à soupe d'eau. Laissez reposer pendant 5-10 min, jusqu'à ce que le mélange devienne gélatineux. Dans un bol allant au micro-ondes, écrasez la banane jusqu'à obtenir une purée lisse.

2. Ajoutez les flocons de riz, la compote de pomme, la levure chimique, le mélange de graines de chia et l'extrait de vanille (si utilisé). Mélangez bien jusqu'à obtenir une pâte homogène.

3. Faites cuire au micro-ondes pendant environ 2-3 min. Le temps de cuisson peut varier selon la puissance de votre micro-ondes, surveillez pour éviter que le bowl cake ne déborde.

4. Laissez refroidir quelques instants avant de démouler ou savourez directement dans le bol. Ajoutez des fruits frais ou secs en garniture si vous le souhaitez et dégustez !

Astuce :

- Faites cuire votre bowl cake au micro-ondes par étapes. Commencez par 2 min, puis ajoutez 30 s à chaque fois jusqu'à obtenir la texture souhaitée. Moins votre bowl cake sera cuit, plus il sera fondant et moelleux ; plus vous le cuirez, plus il sera sec.

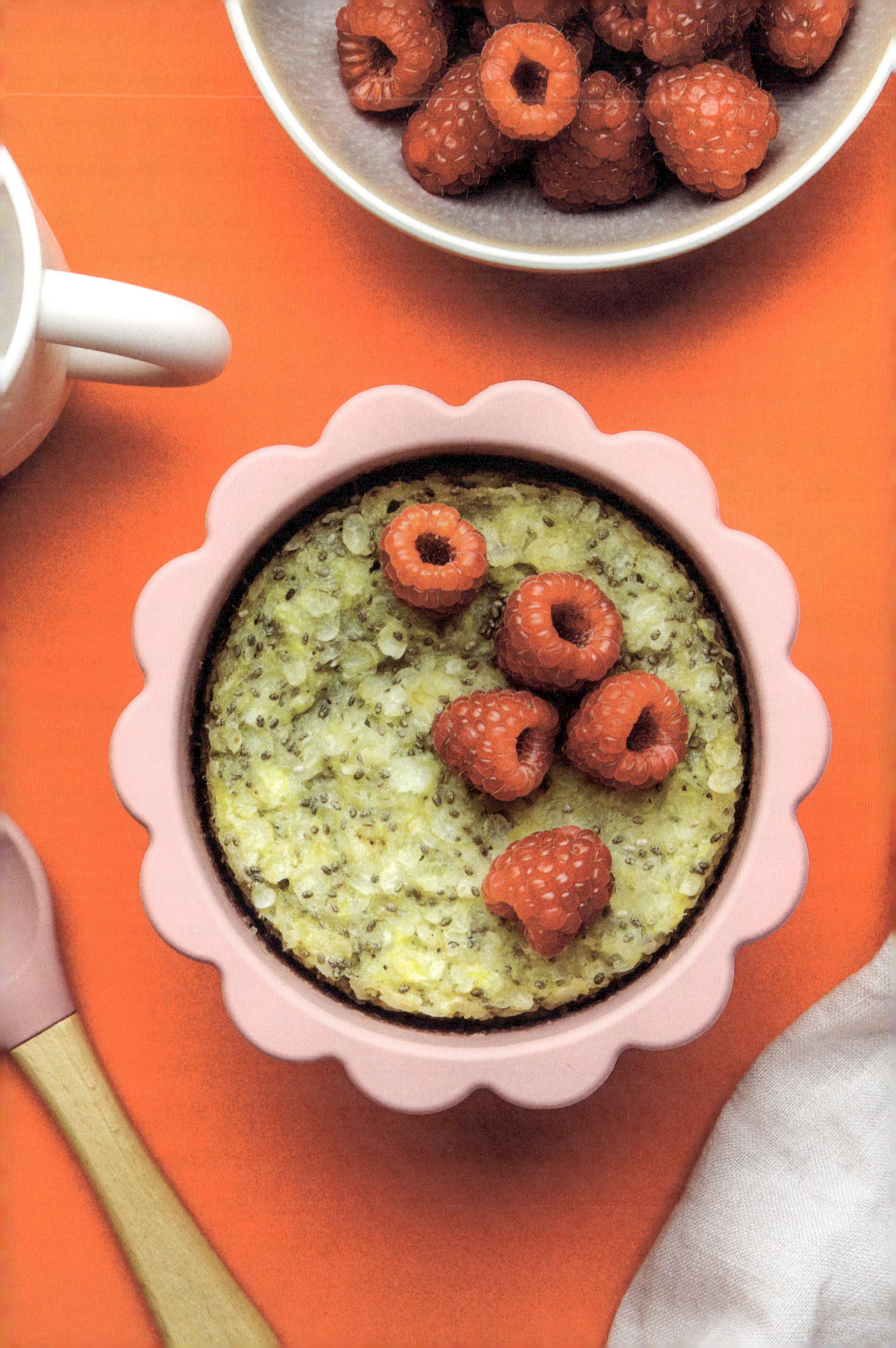

MUFFINS À LA COMPOTE
DE POMMES ET AUX GRAINES

Liste des courses, pour 8 muffins :

200 g de farine de riz • 1 cuil. à soupe de fécule de maïs • 1 cuil. à soupe de graines de chia + 3 cuil. à soupe d'eau • 100 g de compote de pomme (sans sucre ajouté de préférence) • 80 ml d'huile de coco fondue (ou huile de tournesol) • 100 ml lait infantile habituel, lait maternel, ou lait d'avoine, de riz, de chanvre (le lait de vache entier est possible pour les enfants qui le tolèrent) • 80 g de sucre • 1 cuil. à café d'extrait de vanille (facultatif) • 1 cuil. à café de levure chimique, sans gluten • ½ cuil. à café de bicarbonate alimentaire • 1 pincée de sel • 100 g de fruits frais, coupés en petits morceaux (par exemple : myrtilles, pommes, raisins secs)

Aux fourneaux :

1. Préchauffez votre four à 180 °C (th. 6) et préparez un moule à muffins en le graissant légèrement ou en utilisant des caissettes en papier.

2. Dans un petit bol, mélangez les graines de chia avec 3 cuil. à soupe d'eau. Laissez reposer pendant 5-10 min, jusqu'à ce que le mélange devienne gélatineux.

3. Dans un grand bol, mélangez la farine de riz, la fécule de maïs, la levure chimique, le bicarbonate et le sel.

4. Dans un autre bol, mélangez la compote de pomme, l'huile fondue, le sucre, le lait et l'extrait de vanille.

5. Ajoutez le mélange de graines de chia au mélange liquide, puis incorporez-le au mélange sec. Mélangez jusqu'à obtenir une pâte homogène.

6. Incorporez délicatement les fruits frais ou secs à la pâte. Répartissez la pâte dans les moules à muffins en les remplissant aux deux tiers Enfournez pendant environ 20-25 min. Laissez les muffins refroidir avant de les démouler et de les déguster.

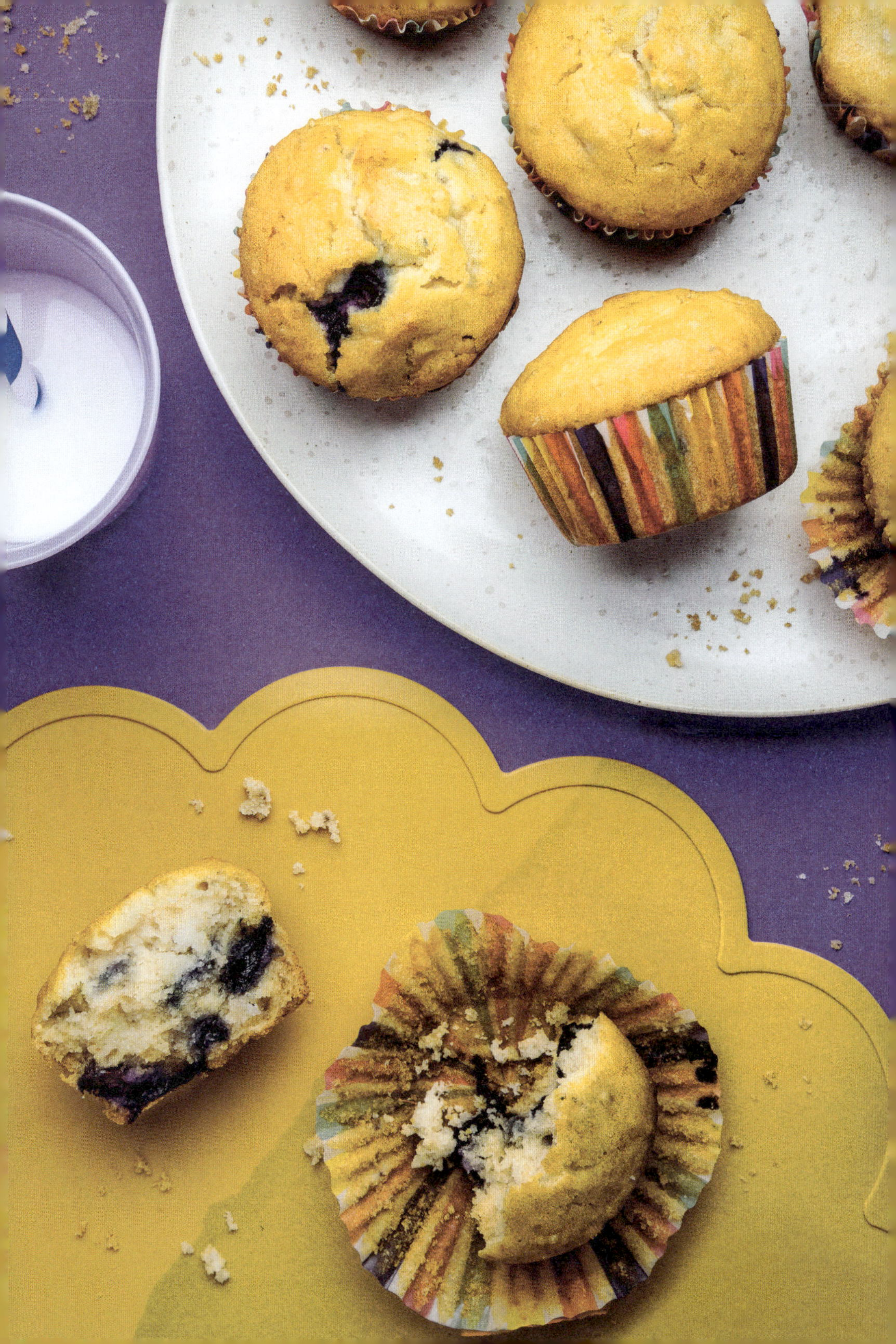

ENERGY BALLS
AUX DATTES ET GRAINES

Liste des courses :

150 g de dattes (dénoyautées) • 50 g de graines de tournesol • 50 g de graines de citrouille • 30 g de graines de chia • 30 g de flocons de riz (ou flocons d'avoine sans gluten) • 2 cuil. à soupe de sirop d'érable • 1 cuil. à café de poudre de cacao non sucrée (facultatif, pour ajouter un goût chocolaté gourmand) • 1 pincée de sel

Aux fourneaux :

1. Placez les dattes dénoyautées dans un mixeur et mixez jusqu'à obtenir une pâte collante.

2. Ajoutez les graines de tournesol, de citrouille, de chia, les flocons de riz, le sirop d'érable, la poudre de cacao et le sel dans le mixeur.

3. Mixez doucement jusqu'à ce que tous les ingrédients soient bien mélangés et que la pâte commence à se rassembler. Arrêtez le mixeur et raclez-en les parois si nécessaire.

4. Prélevez des portions de pâte et formez des boules avec vos mains d'environ 2 cm de diamètre. Disposez-les sur une plaque recouverte de papier sulfurisé.

5. Réfrigérez vos energy balls pendant au moins 30 min pour les raffermir, puis dégustez !

Remarque :

- Faites participer vos enfants en cuisine ! Dès le plus jeune âge, ces petites boules d'énergie sont très ludiques à confectionner.

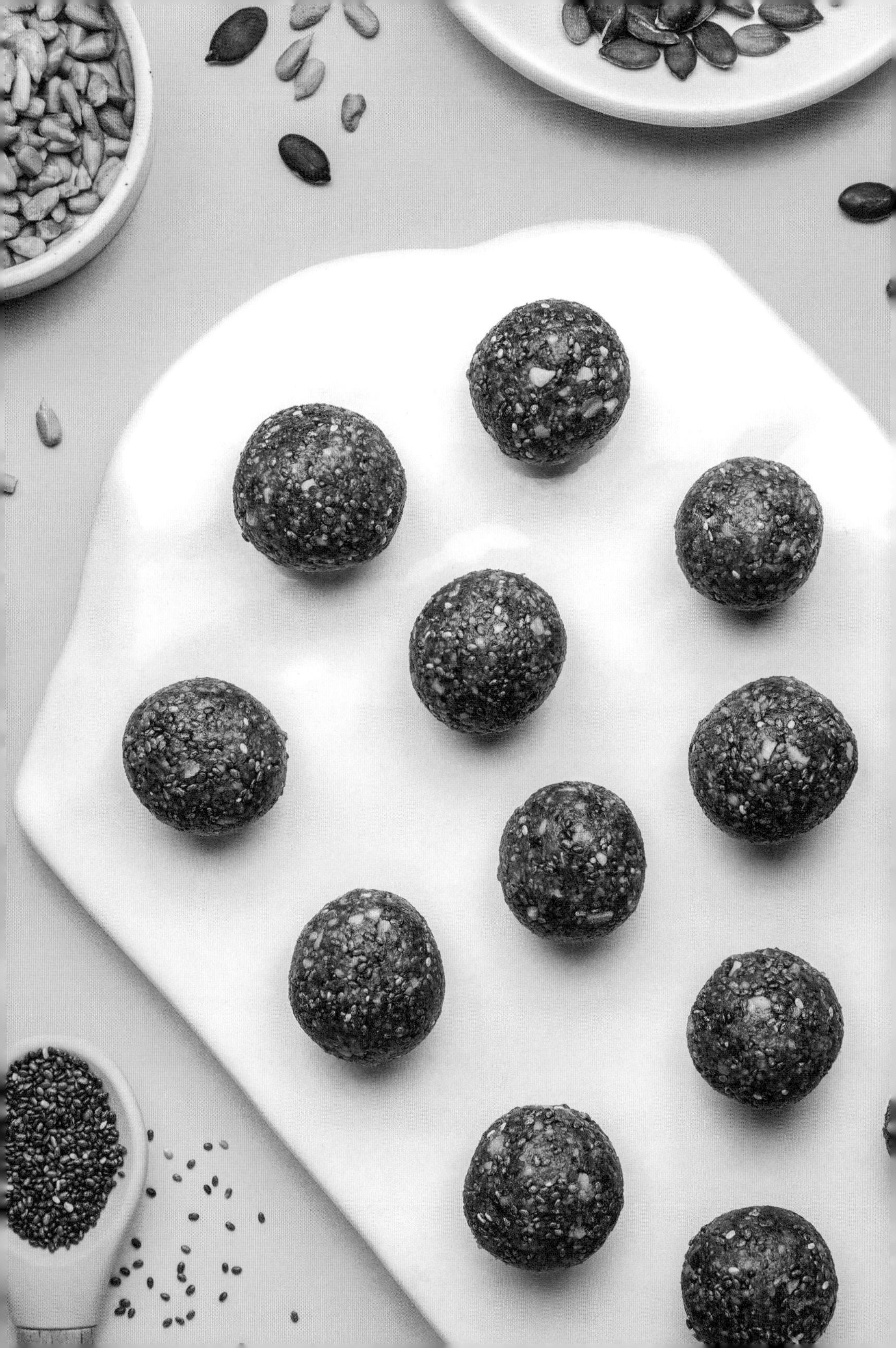

DÉJEUNER

CHILI VÉGÉTARIEN
AU QUINOA

Liste des courses, pour 2 déjeuners :

50 g de quinoa • ¼ d'oignon jaune • 200 g de tomates concassées (en conserve ou fraîches) • 125 g de haricots rouges (poids égouttés, en conserve) • 75 g de maïs (poids égoutté, en conserve) • 1 c. à soupe d'huile d'olive • 1 c. à café de cumin en poudre • Sel • Quelques feuilles de coriandre fraîche (facultatif)

Aux fourneaux :

1. Rincez le quinoa sous l'eau froide, puis placez-le dans une casserole avec deux fois son volume d'eau. Portez à ébullition, réduisez à feu doux et laissez mijoter à couvert pendant 10 min. Ajoutez alors une pincée de sel. Si nécessaire, prolongez la cuisson de 1-2 min, jusqu'à évaporation complète de l'eau. Couvrez et laissez reposer 10 min.

2.Dans une autre casserole, faites revenir l'oignon émincé avec 1 cuil. à soupe d'huile d'olive et le cumin à feu moyen. Faites revenir jusqu'à ce que l'oignon soit doré. Ajoutez ensuite les tomates concassées et laissez mijoter à feu doux pendant environ 20 min. Incorporez les haricots rouges et le maïs, puis rectifiez l'assaisonnement si nécessaire.

3.Disposez le quinoa et le chili végétarien dans une assiette, saupoudrez de coriandre fraîche ciselée, et dégustez !

Remarque :

- Les conserves sont très pratiques en cuisine. Toutefois, il est préférable de limiter leur utilisation, car leurs bienfaits nutritionnels sont réduits par rapport aux produits frais ou surgelés. Choisissez-les de préférence sans sel ni sucre ajoutés. Si ce n'est pas le cas, rincez soigneusement les produits avant utilisation.

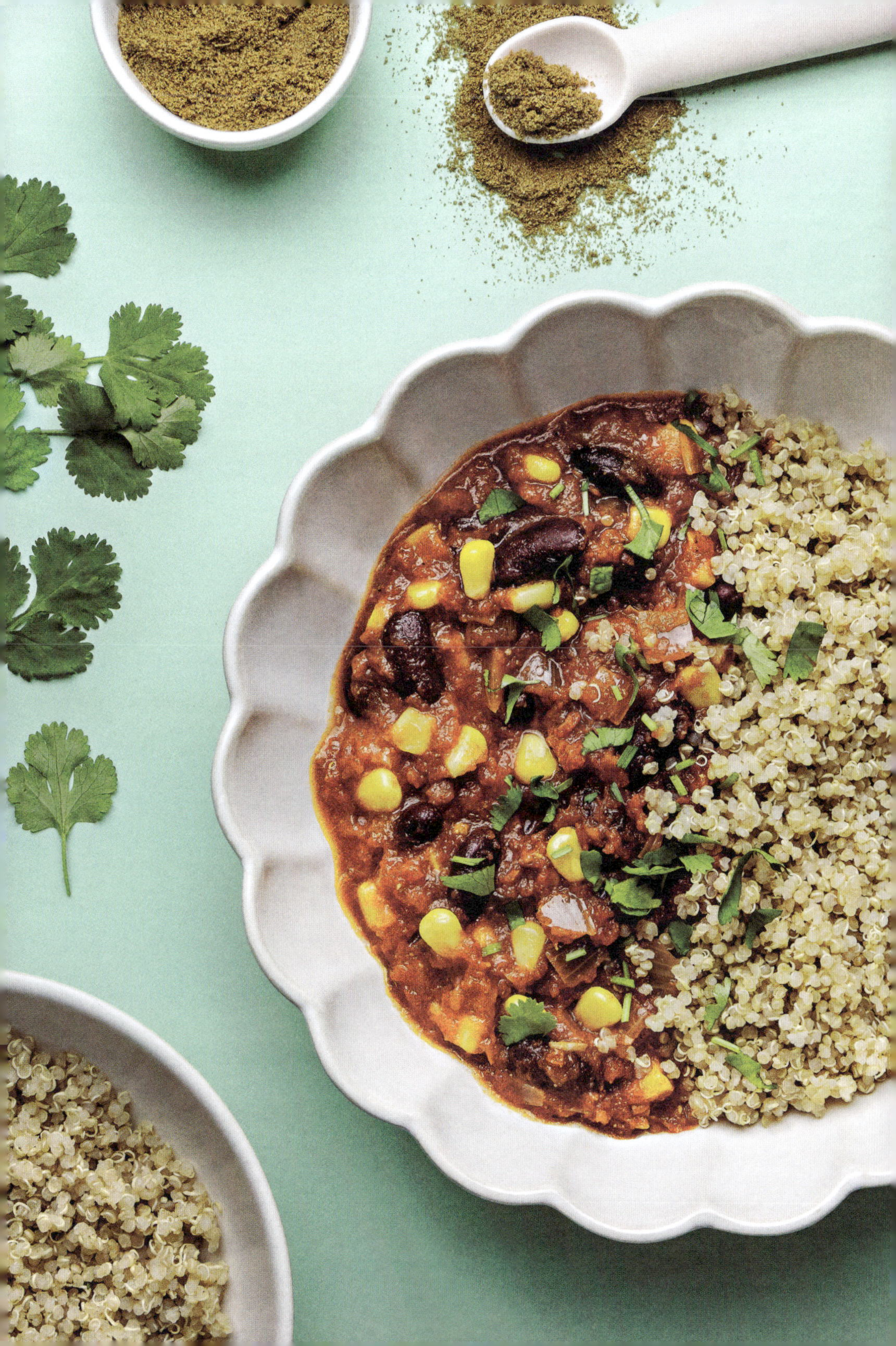

PANCAKES
DE POMMES DE TERRE ET TOMATES AU BŒUF

Liste des courses, pour 1 déjeuner :

100 g de tomates cerise • 50 g de pommes de terre (variété farineuse) • 25 g de farine de maïs • 1 cuil. à soupe de fécule de maïs • 10 g de bœuf haché • 1 cuil. à café d'huile végétale • Quelques feuilles de basilic ou de persil

Aux fourneaux :

1. Faites cuire la pomme de terre épluchée et coupée en morceaux à la vapeur pendant environ 20 min.

2. Lavez et coupez les tomates cerise en deux, puis faites-les cuire à la vapeur, également pendant 10 min.

3. 5 min avant la fin de cette cuisson, ajoutez le bœuf dans le cuit-vapeur pour le cuire.

4. Écrasez la pomme de terre en purée avec une fourchette et mixez les tomates en purée.

5. Mélangez les deux préparations, puis ajoutez la farine de maïs, la fécule de maïs, l'huile, le basilic et le bœuf émietté.

6. Formez de petits pancakes avec vos mains (vous pouvez humidifier vos mains pour faciliter la manipulation), puis faites-les cuire dans une poêle chaude pendant 2-3 min de chaque côté. Dégustez !

Remarques :

- Augmentez la quantité de viande selon l'âge de votre enfant.
- La cuisson à la vapeur permet de préserver au mieux les vitamines et les minéraux des aliments pour votre enfant.

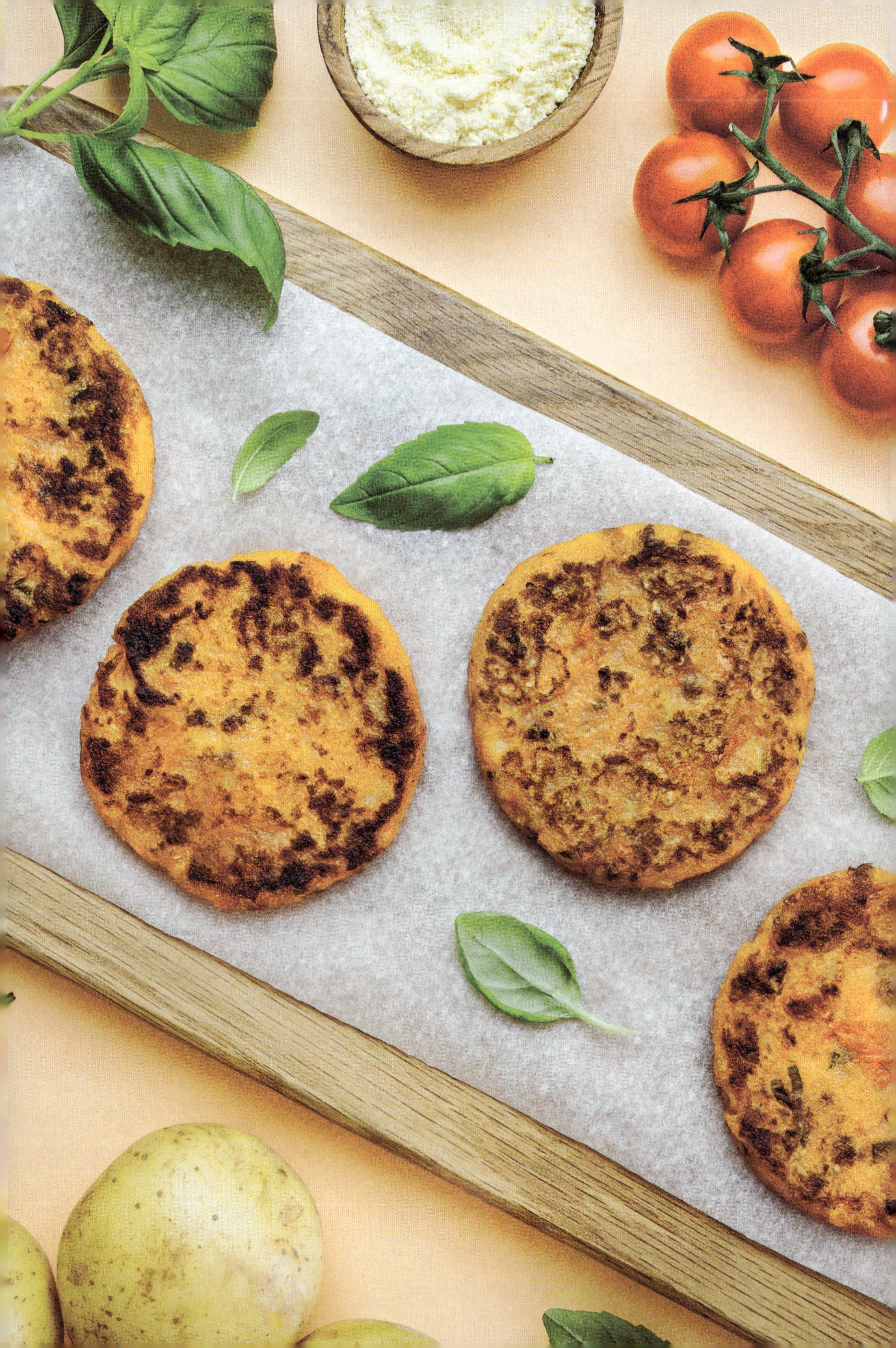

TAJINE D'AGNEAU
AUX POIRES ET PRUNEAUX EN PURÉE

Liste des courses, pour 1 déjeuner. :

50 g de pommes de terre • 50 g de navets • 50 g de tomates • ½ poire • 2 pruneaux • 10 g d'agneau • 1 cuil. à café d'huile d'olive • 1 pincée de cumin et de cannelle

Aux fourneaux :

1. Lavez, épluchez et coupez en dés la pomme de terre et le navet, puis faites-les cuire à la vapeur pendant environ 20 min.

2. Épluchez la poire et coupez-la en gros dés. Dénoyautez et coupez les pruneaux en quatre.

3. Dans une petite casserole, faites revenir à feu doux la poire et les pruneaux pendant 15 min.

4. Pendant ce temps, dans une petite cocotte, faites chauffer l'huile d'olive et faites dorer l'agneau coupé en morceaux à feu moyen.

5. Coupez la tomate en quartiers, ajoutez-la à la viande et mouillez à hauteur avec de l'eau. Ajoutez les épices, couvrez et laissez mijoter à feu doux pendant une dizaine de minutes.

6. Mixez les pommes de terre et les navets en purée lisse avec la poire et les pruneaux.

7. Mixez également l'agneau avec la tomate, puis dégustez !

Remarque :

- Bien que ne faisant pas partie des allergènes majeurs, l'agneau peut poser problème à certaines personnes. Une réaction allergique peut survenir en raison de la présence d'une molécule spécifique appelée « alpha-gal », présente dans les viandes rouges. Soyez donc vigilant si votre enfant n'en a jamais consommé.

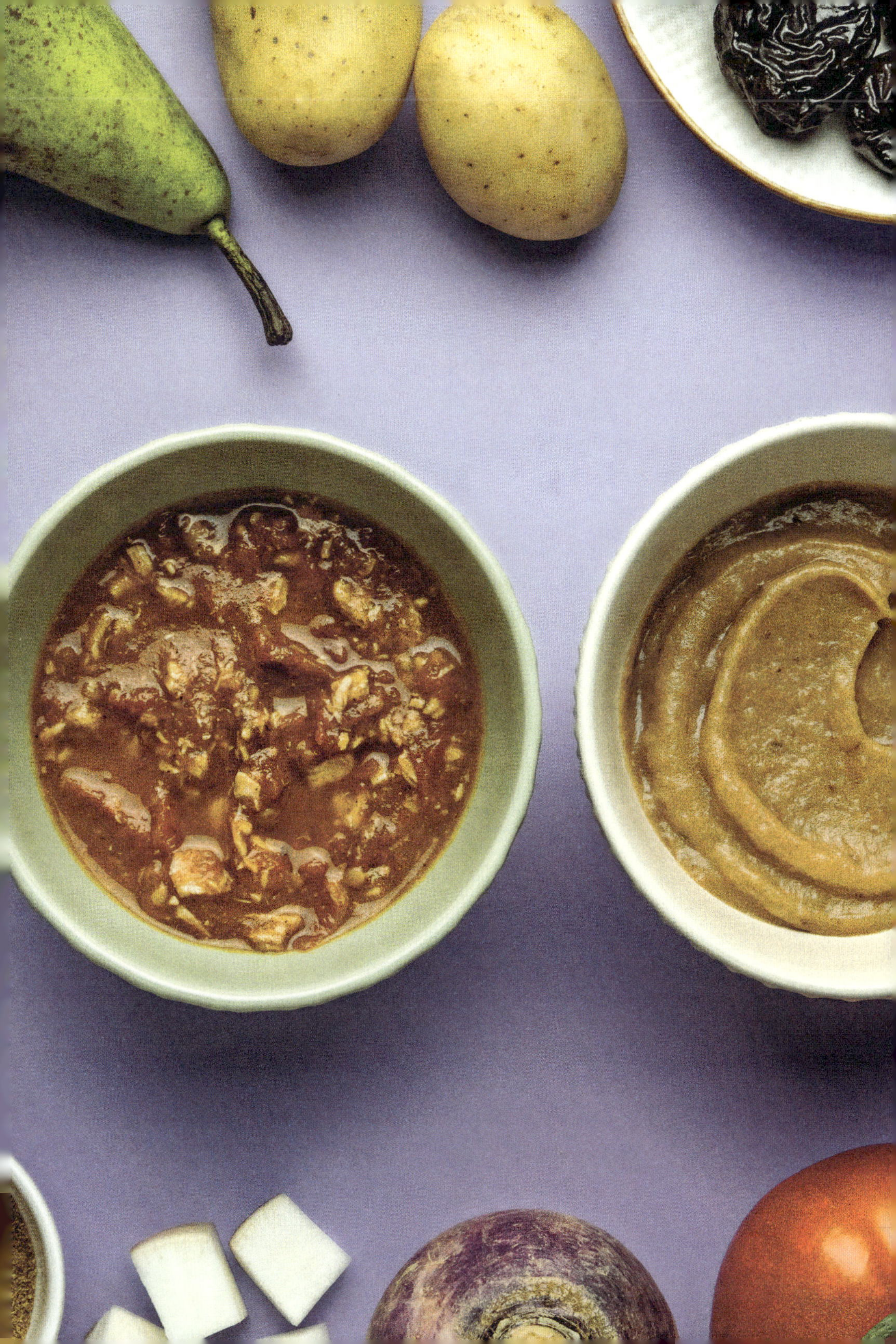

MUFFINS DE POLENTA
AUX ÉPINARDS ET JAMBON BLANC

Liste des courses, pour 1 déjeuner :

25 g de polenta • 65 g d'épinards frais (ou 20 g d'épinards surgelés) • 15 g de jambon blanc • 1 cuil. à café d'huile végétale

Aux fourneaux :

1. Ajoutez la polenta dans une casserole avec 2 ½ fois son volume en eau et mélangez bien. Portez à ébullition, puis réduisez immédiatement à feu moyen et laissez cuire pendant 5 min en mélangeant régulièrement.

2. Lavez les épinards et retirez-en les grosses branches si nécessaire.

3. Dans une poêle à feu vif, ajoutez un léger fond d'eau, les épinards et faites-les réduire pendant 5 min.

4. Mixez la polenta avec les épinards cuits pour obtenir une pâte homogène. Ajoutez le jambon haché et l'huile, puis mélangez bien.

5. Versez la préparation dans des petits moules à muffins et placez-les au réfrigérateur pendant au minimum 1-2 h. Les muffins vont se raffermir avec le froid et seront parfaits à déguster !

Remarque :

- La polenta est naturellement sans gluten, ce qui en fait une bonne alternative pour les personnes atteintes de la maladie cœliaque ou d'une intolérance au gluten.

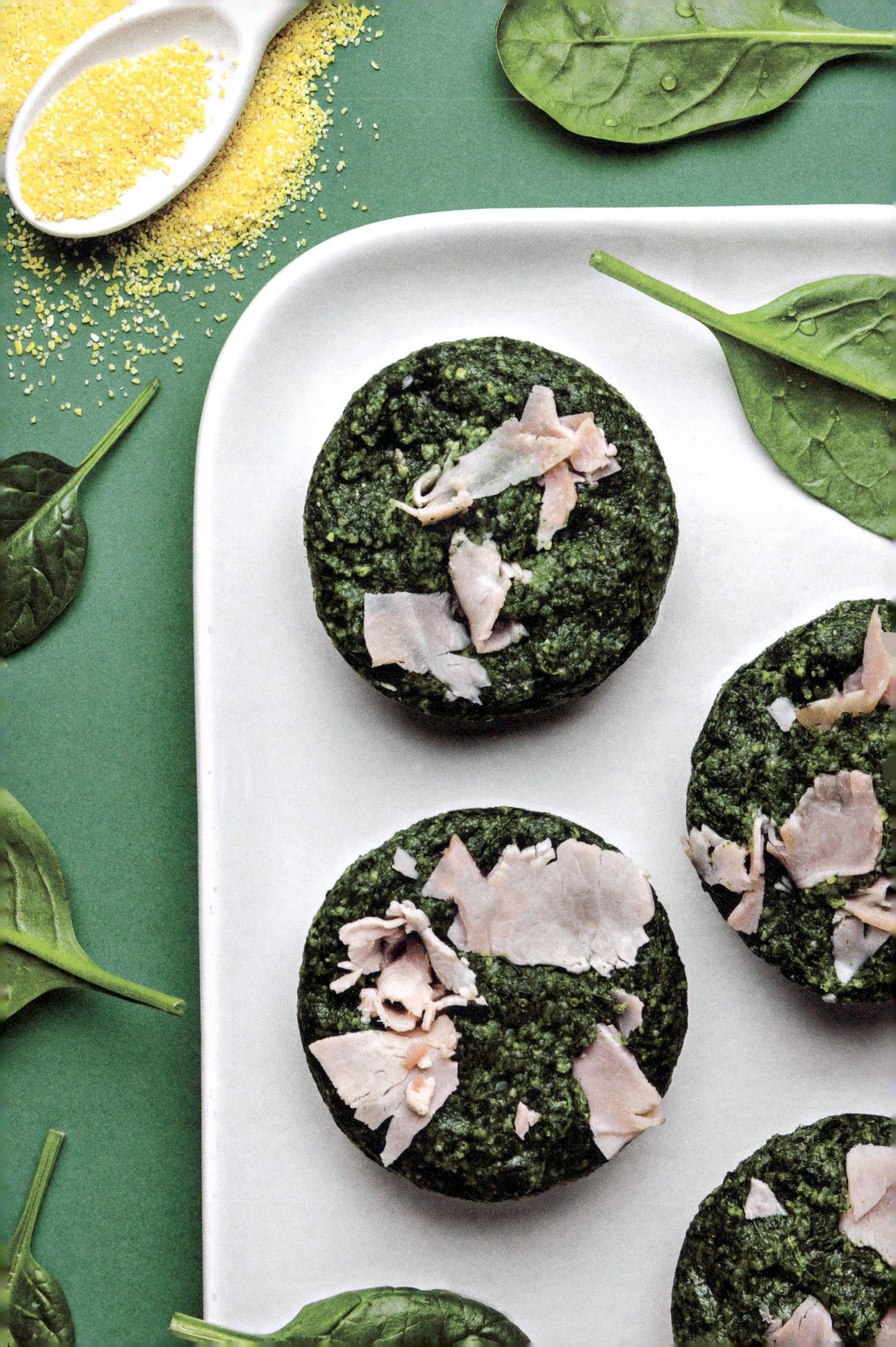

BŒUF, PURÉE
DE LENTILLES CORAIL ET CAROTTES AU CUMIN

Liste des courses, pour 1 déjeuner.:

25 g de lentilles corail • 200 g de carottes • 20 g de bœuf • 1 cuil. à café d'huile végétale • 1 pincée de cumin

Aux fourneaux :

1. Lavez, épluchez et coupez vos carottes en dés, puis faites-les cuire à la vapeur pendant 25-30 min.

2. Dans une casserole, ajoutez les lentilles corail et recouvrez-les d'eau froide. Portez à ébullition et laissez cuire doucement pendant environ 15 min.

3. Pendant ce temps, faites revenir le bœuf dans une poêle jusqu'à ce qu'il soit bien cuit à cœur.

4. Une fois les carottes cuites, mixez-les avec les lentilles corail, l'huile et le cumin jusqu'à obtenir une purée lisse.

5. Dégustez alors le bœuf avec la purée de lentilles corail aux carottes.

Remarque :

- La viande présentée à votre enfant doit toujours être bien cuite à cœur afin d'éviter les infections bactériennes telles que la salmonelle et E. coli. Une viande bien cuite est également plus facile à digérer, ce qui est important pour le système digestif des jeunes enfants.

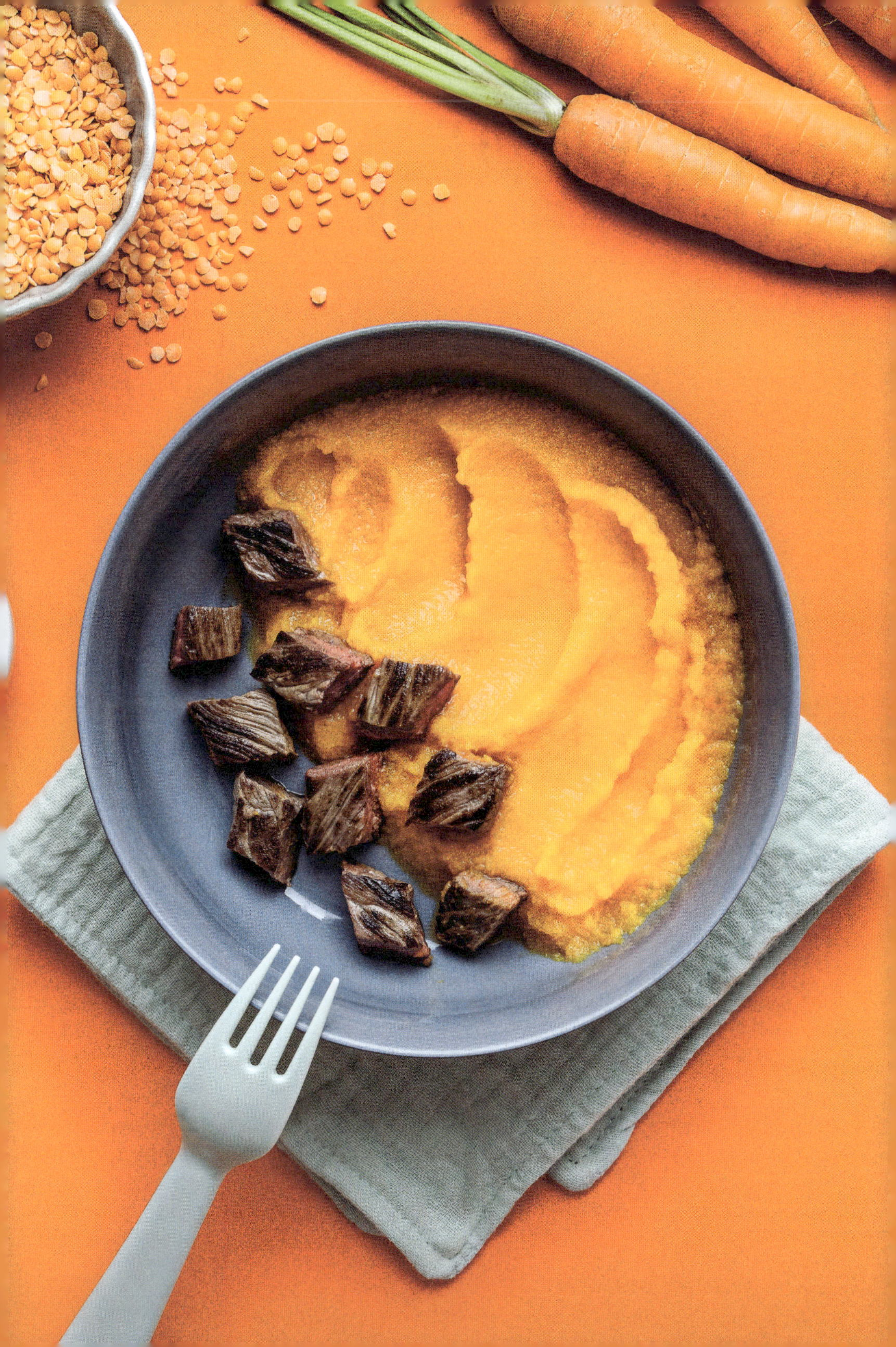

POULET RÔTI
AVEC SA PURÉE DE PATATE DOUCE ET ABRICOTS AU ROMARIN

Liste des courses, pour 1 déjeuner :

10 g de poulet rôti • 120 g de patate douce • 2 abricots • 1 cuil. à café d'huile d'olive • Romarin

Aux fourneaux :

1. Lavez, épluchez et coupez la patate douce en dés. Faites-la cuire à la vapeur pendant environ 20 min.

2. Lavez et coupez vos abricots en petits morceaux.

3. Dans une poêle, faites rôtir les abricots avec l'huile d'olive et du romarin pendant 2-3 min.

4. Mixez la patate douce avec les abricots jusqu'à obtenir une belle purée.

5. Dans cette même poêle, faites revenir le poulet jusqu'à ce qu'il soit bien doré.

6. Dégustez le poulet avec la purée.

Remarque :

- La patate douce est particulièrement bénéfique pour son apport en vitamine A (essentielle pour la vue, le système immunitaire et la santé de la peau) et son index glycémique plus bas que celui de la pomme de terre. Elle permet également d'ajouter une petite touche sucrée, appréciée par la majorité des enfants.

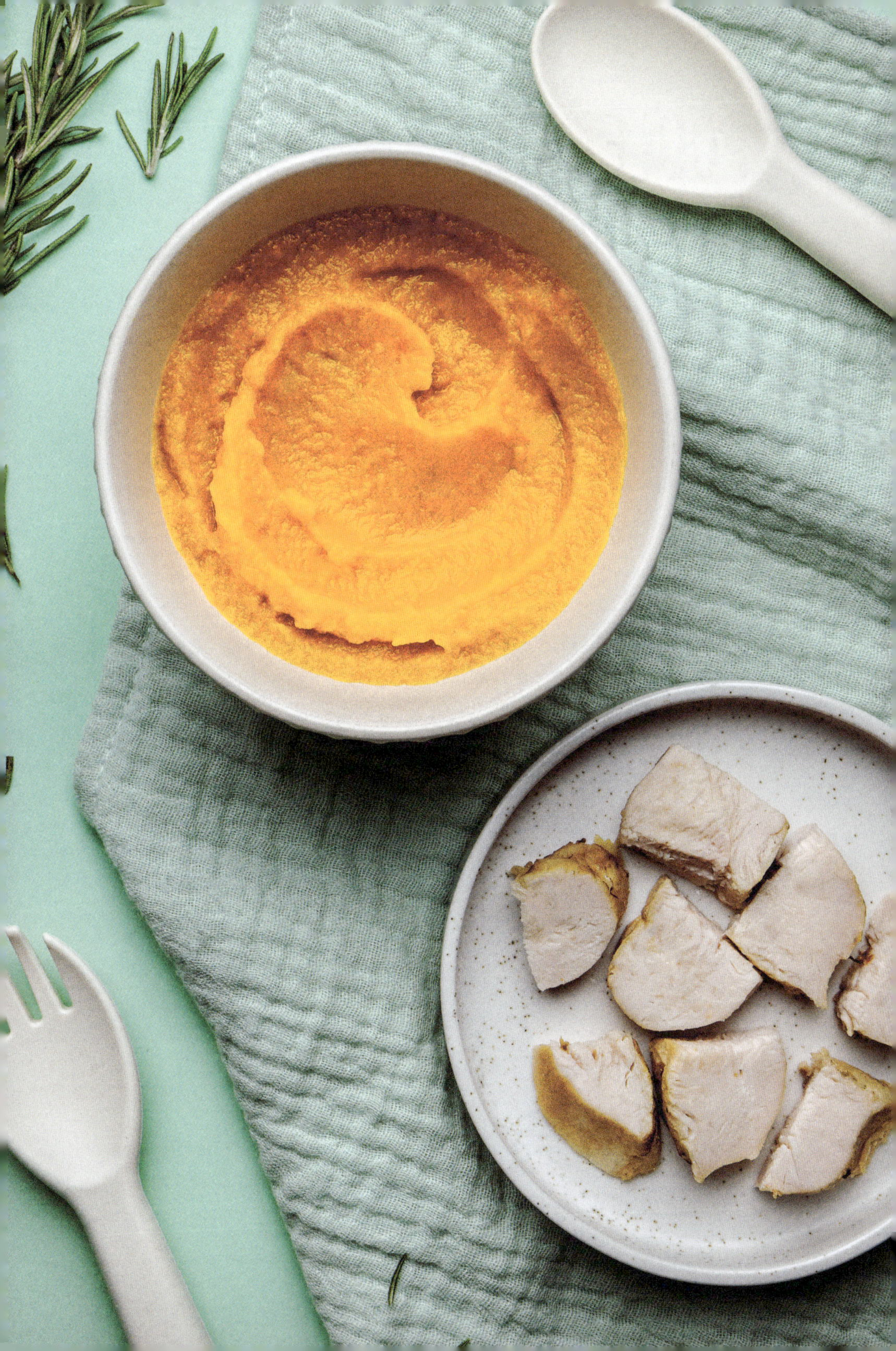

TOMATE FARCIE À LA DINDE, LÉGUMES ET QUINOA

Liste des courses, pour 1 déjeuner :

1 grosse tomate à farcir • 15 g de quinoa • 20 g de filet de dinde • 30 g de carottes • 30 g de poivrons rouges • 1 cuil. à café d'huile d'olive • Thym

Aux fourneaux :

1. Faites cuire à la vapeur la carotte coupée en petits dés pendant 25 min. Au bout de 15 min de cuisson, ajoutez les poivrons coupés en petits dés également. Pour les 5 dernières minutes, ajoutez le morceau de dinde pour une cuisson à cœur.

2. Dans une casserole, versez le quinoa rincé avec trois fois son volume d'eau. Faites-le cuire à feu moyen jusqu'à absorption complète de l'eau (environ 12 min).

3. Préchauffez votre four à 200 °C (th. 6-7).

4. Coupez le chapeau de la tomate à farcir, puis videz l'intérieur avec une cuil. à café. Gardez bien la chair de côté.

5. Lorsque tout est cuit, mélangez le quinoa avec les carottes, les poivrons, la chair de la tomate évidée, le poulet coupé en petits morceaux, l'huile d'olive et le thym.

6. Farcissez la tomate évidée avec ce mélange et placez-la dans un plat allant au four. Recouvrez la préparation avec le chapeau de la tomate et enfournez pendant environ 20 min.

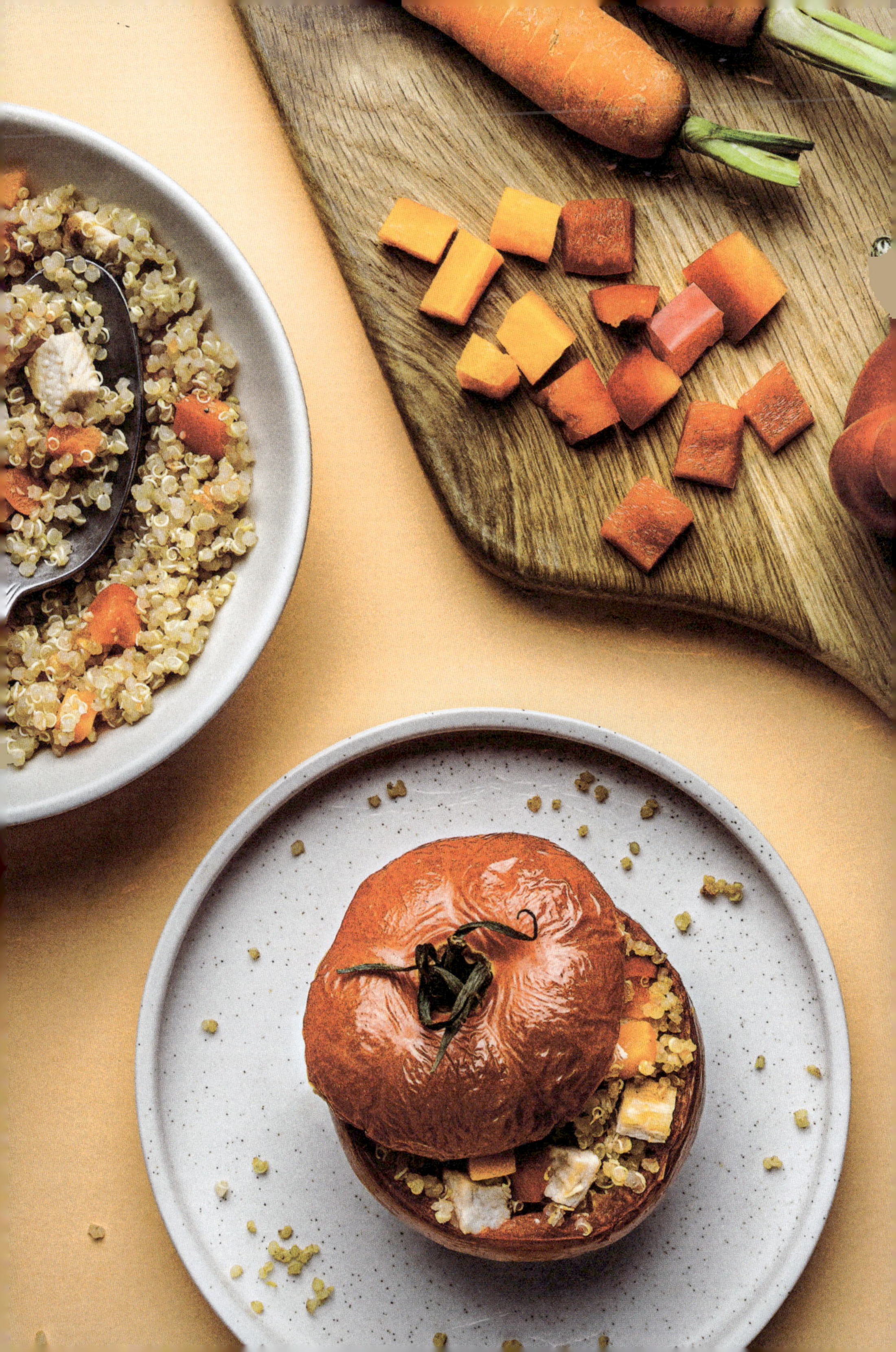

ROUGAIL SAUCISSES

Liste des courses, pour 1 déjeuner :

½ saucisse fumée type Montbéliard (vérifiez qu'elle ne contient ni gluten, ni lait, ni soja, ni autres allergènes) • 125 g de carottes • 1 tomate bien mûre • ¼ d'oignon • ½ gousse d'ail • 1 cuil. à café d'huile d'olive • Thym, laurier, curcuma

Aux fourneaux :

1. Faites cuire à la vapeur vos carottes découpées en petits dés pendant 25-30 min, jusqu'à ce qu'elles soient bien fondantes.

2. Piquez la saucisse et faites-la cuire dans de l'eau bouillante pendant une dizaine de minutes. Coupez-la ensuite en tronçons de 1 ½ cm, puis faites-les revenir dans une poêle pendant quelques minutes. Réservez.

3. Émincez l'oignon et l'ail, puis faites-les dorer dans une sauteuse avec l'huile d'olive.

4. Lorsque l'oignon et l'ail commencent à colorer, ajoutez la tomate coupée en morceaux, le thym, le laurier et du curcuma. Laissez mijoter à feu doux, à couvert, pendant une dizaine de minutes.

5. Ajoutez ensuite les carottes et les saucisses, puis laissez mijoter à feu moyen pendant une dizaine de minutes supplémentaires, sans couvrir, pour que la sauce réduise et se compote.

6. Dégustez avec du riz. Les adultes pourront ajouter du piment.

Remarques :

- Ce rougail saucisses est une version simple, douce et sans piment qui permet de faire découvrir aux enfants ce plat traditionnel réunionnais, tout en respectant leur palais sensible.
- La saucisse étant une viande très salée, cette recette est déconseillée pour les plus jeunes enfants (avant douze mois).

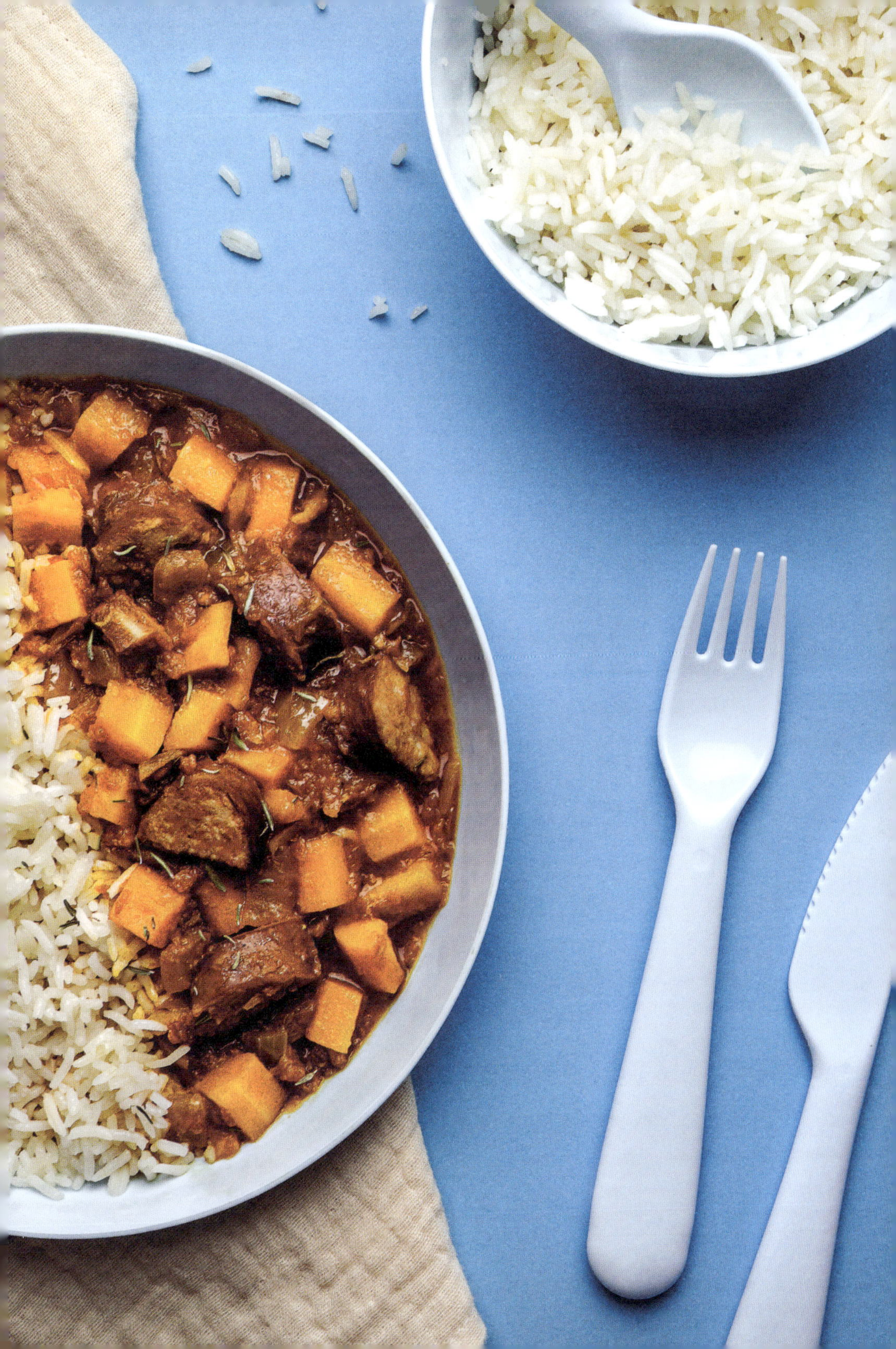

CURRY D'AUBERGINE
À L'AGNEAU

Liste des courses, pour 1 déjeuner :

20 g d'agneau (choisissez des morceaux comme l'épaule ou le collier, coupés en cubes) • 1 petite aubergine • ¼ d'oignon • ½ gousse d'ail • 100 g de tomates concassées (vérifiez qu'elles ne contiennent pas d'allergènes ajoutés) • 1 cuil. à café d'huile d'olive • ½ cuil. à café de cumin, curcuma, paprika et coriandre en poudre • Sel et poivre, si besoin • Quelques feuilles de coriandre fraîche pour la garniture (facultatif)

Aux fourneaux :

1. Lavez et coupez l'aubergine en petits dés. Coupez l'agneau en cubes uniformes. Épluchez et émincez l'oignon et l'ail.

2. Dans une sauteuse, faites revenir l'oignon avec l'huile d'olive. Quand il devient translucide, ajoutez l'ail et faites-le revenir pendant une minute supplémentaire.

3. Ajoutez les cubes d'agneau et faites-les dorer de chaque côté Assaisonnez avec le cumin, le curcuma, le paprika et la coriandre en poudre. Mélangez bien pour enrober toute la viande.

4. Incorporez les dés d'aubergine et mélangez. Versez les tomates concassées, salez et poivrez selon votre goût.

5. Laissez mijoter à feu doux, à couvert, pendant 30 min, en remuant régulièrement jusqu'à ce que l'agneau soit tendre et les aubergines bien cuites.

6. Rectifiez l'assaisonnement si nécessaire et ajoutez de la coriandre fraîche. Dégustez ce curry avec du riz basmati.

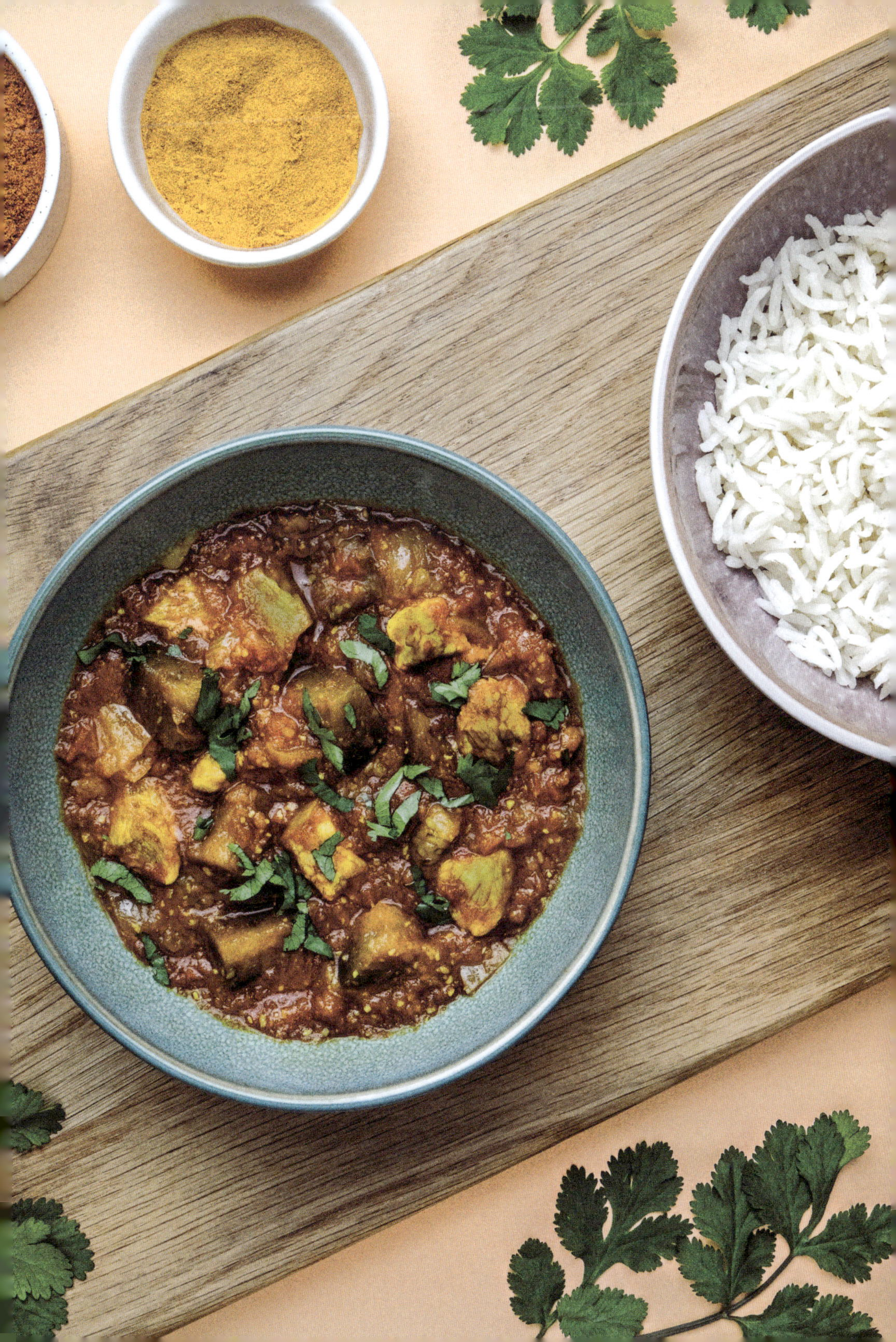

POLENTA AUX AUBERGINES
RÔTIES ET FILET DE PORC

Liste des courses, pour 1 déjeuner :

180 g d'aubergine • 20 g de polenta • 20 g de filet de porc • 1 cuil. à café d'huile d'olive •

Aux fourneaux :

1. Préchauffez votre four à 180 °C (th. 6).

2. Lavez l'aubergine, puis coupez-la en deux dans le sens de la longueur. Quadrillez-en la chair et, à l'aide d'un pinceau, badigeonnez-la d'huile d'olive.

3. Enfournez l'aubergine, côté quadrillé vers le haut, pendant 40 min.

4. Dans une casserole, portez à ébullition 100 ml d'eau. Versez la polenta en pluie tout en remuant. Réduisez le feu et continuez à mélanger pendant environ 5 min. Salez si nécessaire.

5. Faites cuire le filet de porc dans une poêle à feu moyen jusqu'à ce qu'il soit bien doré. Coupez-le ensuite en petits morceaux.

6. Une fois l'aubergine cuite, récupérez la chair en la grattant et écrasez-la avec une fourchette (ou mixez légèrement si vous préférez une texture plus lisse).

7. Dégustez la polenta accompagnée du caviar d'aubergine et des morceaux de filet de porc.

Remarque :

- Choisissez un filet de porc pur, sans assaisonnement ni marinade pré-appliquée, afin d'éviter les risques d'allergies liés aux ingrédients cachés.

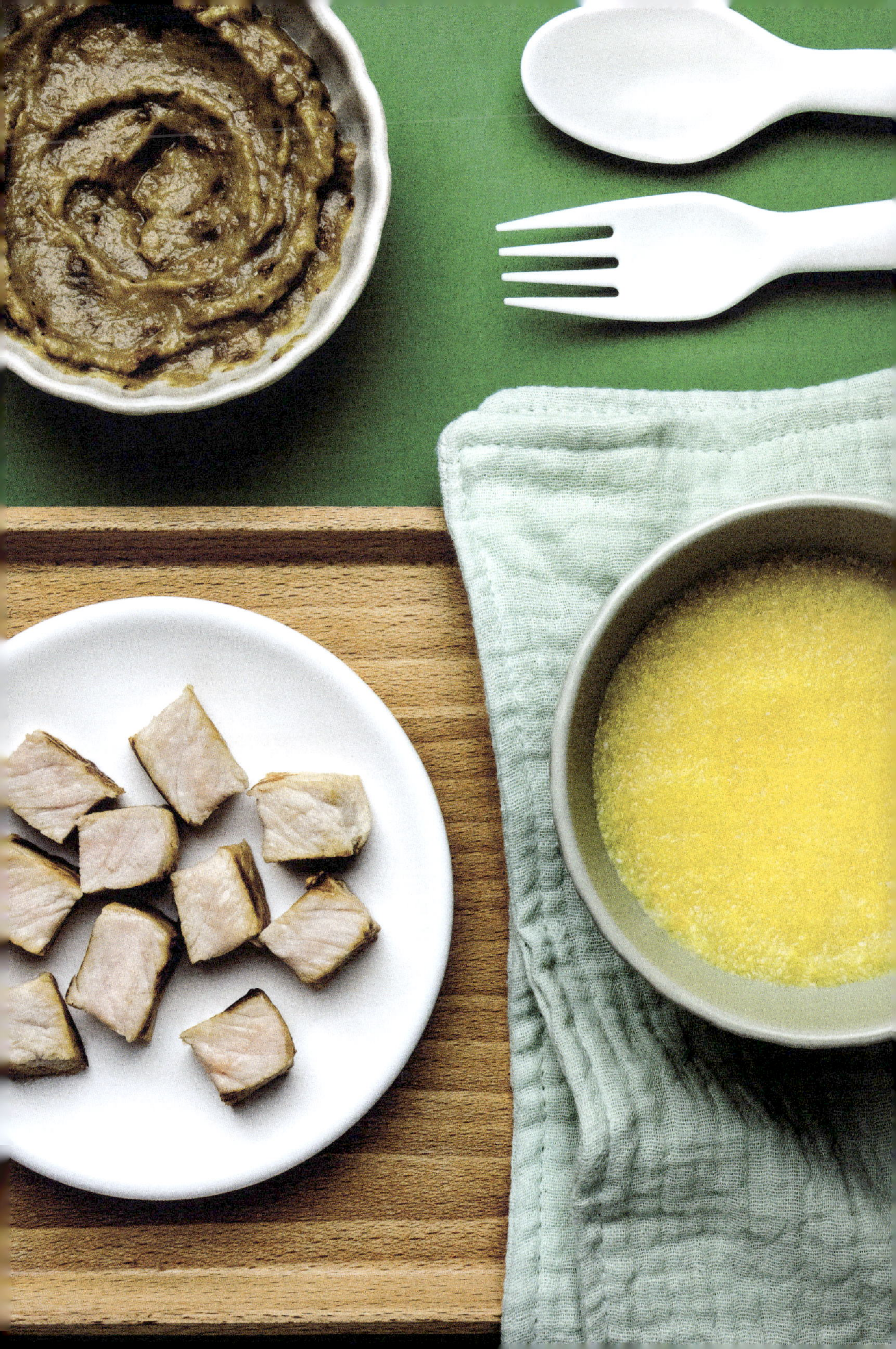

COOKIE MOELLEUX BANANE, AVOINE ET FRUITS SECS

Liste des courses, pour 5 à 6 cookies :

1 banane (bien mûre) • 50 g de flocons d'avoine sans gluten • 20 g de fruits secs (raisins secs, abricots secs, cranberries, pruneaux...) sans sulfites

Aux fourneaux :

1. Préchauffez votre four à 180 °C (th. 6).

2. Écrasez la chair de la banane dans un saladier à l'aide d'une fourchette, jusqu'à obtenir une purée lisse.

3. Ajoutez alors les flocons d'avoine à la purée de banane et mélangez bien.

4. Coupez les fruits secs en petits morceaux, puis ajoutez-les à la préparation. Mélangez le tout.

5. Façonnez avec vos mains humidifiées la préparation en forme de cookies (ronds et légèrement aplatis) et déposez-les sur une plaque recouverte de papier cuisson. Plus vos cookies seront épais, plus ils seront moelleux.

6. Enfournez pendant 15 min. Laissez refroidir avant de déguster !

Remarque :

- Lors de l'achat des fruits secs, vérifiez bien la liste des ingrédients. Ils sont souvent traités avec des conservateurs, comme les sulfites, pour prolonger leur durée de conservation.

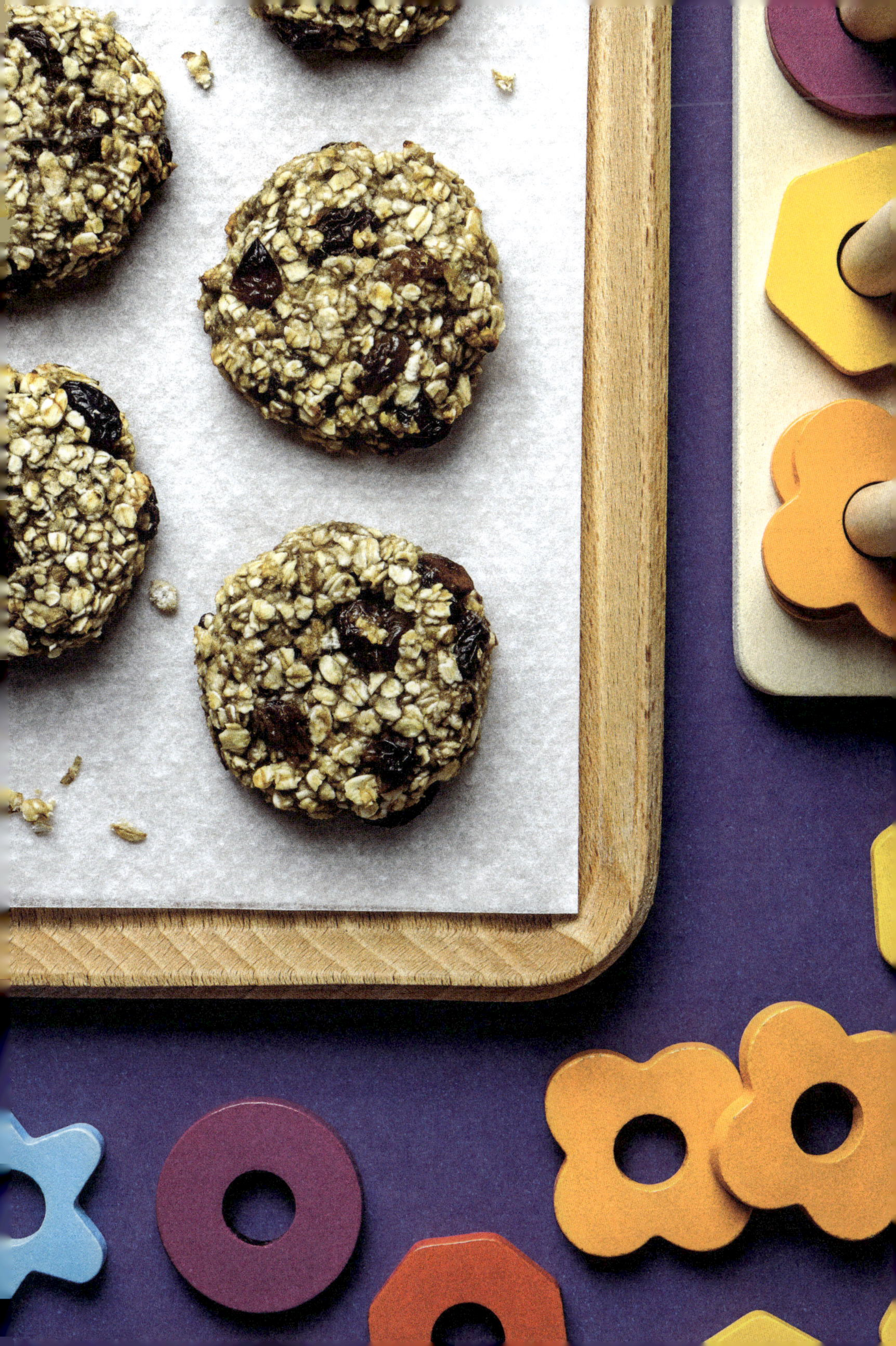

TARTARE DE MANGUE
ET CRÈME DE VANILLE

Liste des courses, pour 1 snack :

100 g de mangue • 150 ml de lait infantile habituel, lait maternel, ou lait d'avoine, de riz, de chanvre (le lait de vache entier est possible pour les enfants qui le tolèrent) • 1 cuil. à café bombée de fécule de maïs • ¼ de gousse de vanille

Aux fourneaux :

1. Dans une casserole, mélangez le lait encore froid avec la fécule de maïs.

2. Grattez les graines de la gousse de vanille coupée en deux à l'aide d'un couteau, et ajoutez-les dans la casserole.

3. À feu moyen, portez le mélange à petit frémissement et laissez cuire 5 min en remuant bien, jusqu'à ce qu'il épaississe.

4. Retirez la gousse de vanille et laissez refroidir la crème au réfrigérateur. Elle va s'épaissir davantage en refroidissant.

5. Coupez la chair de la mangue en petits dés et déposez-les dans une verrine.

6. Recouvrez les dés de mangue avec la crème de vanille et dégustez !

Remarque :

- Préparez la crème de vanille à l'avance pour lui laisser le temps de refroidir.

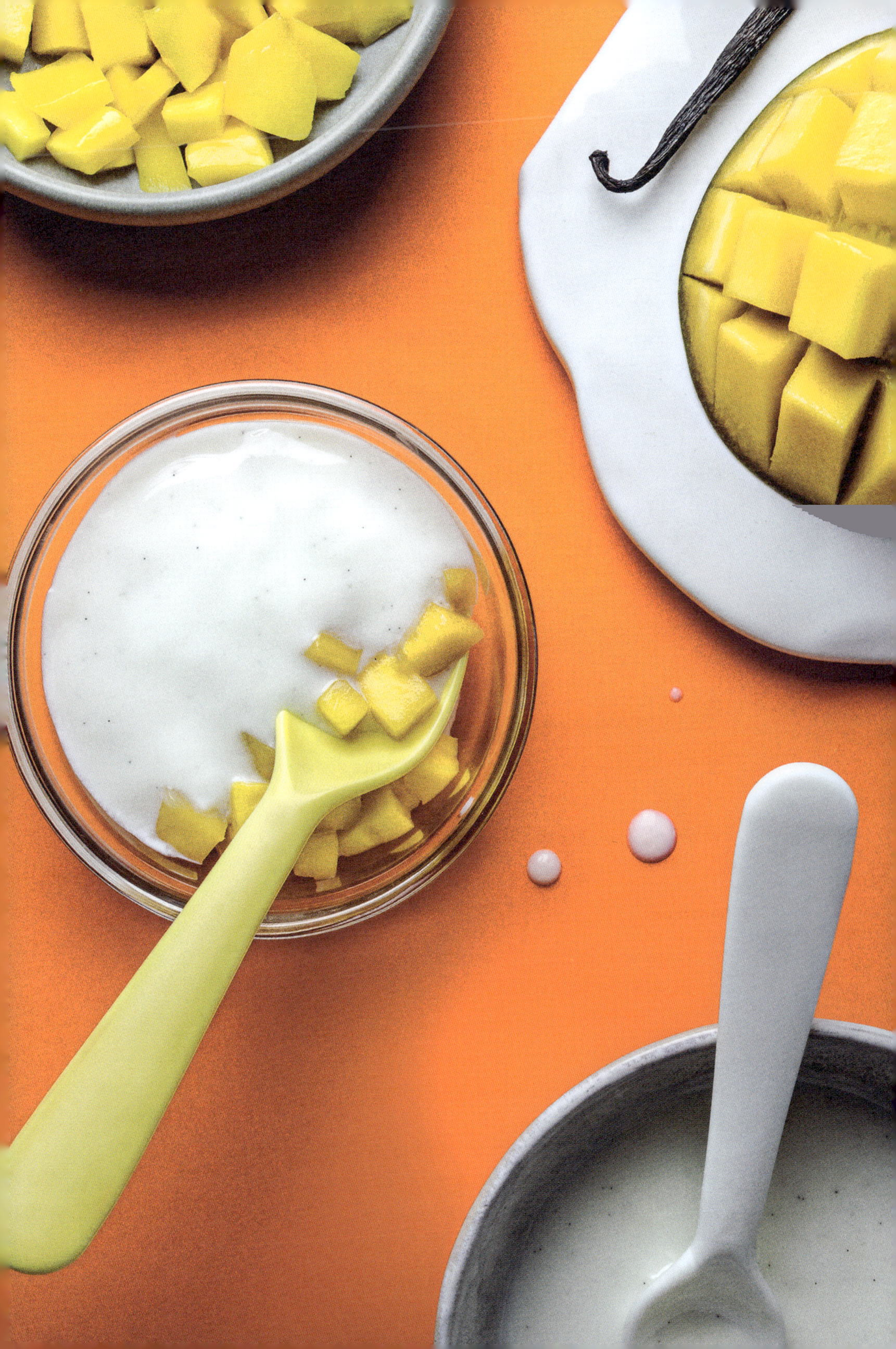

VELOUTÉ DE PÊCHE
ET AVOINE

Liste des courses, pour 1 snack :

1 pêche • 1 cuil. à soupe de flocons d'avoine sans gluten • 50 ml d'eau

Aux fourneaux :

1. Pelez la pêche et coupez-la en morceaux.

2. Dans une casserole, ajoutez tous les ingrédients (pêche, flocons d'avoine et eau).

3. Faites cuire à feu moyen, à couvert, pendant 10 min. Les flocons d'avoine doivent être cuits et la pêche doit être fondante.

4. Mixez le tout jusqu'à obtenir une texture bien veloutée.

5. Laissez refroidir au réfrigérateur avant de déguster !

Remarque :

- Vous pouvez essayer cette recette avec différents fruits selon la saison et les envies de votre enfant. Ajustez la quantité d'eau en fonction de la teneur en eau des fruits choisis.

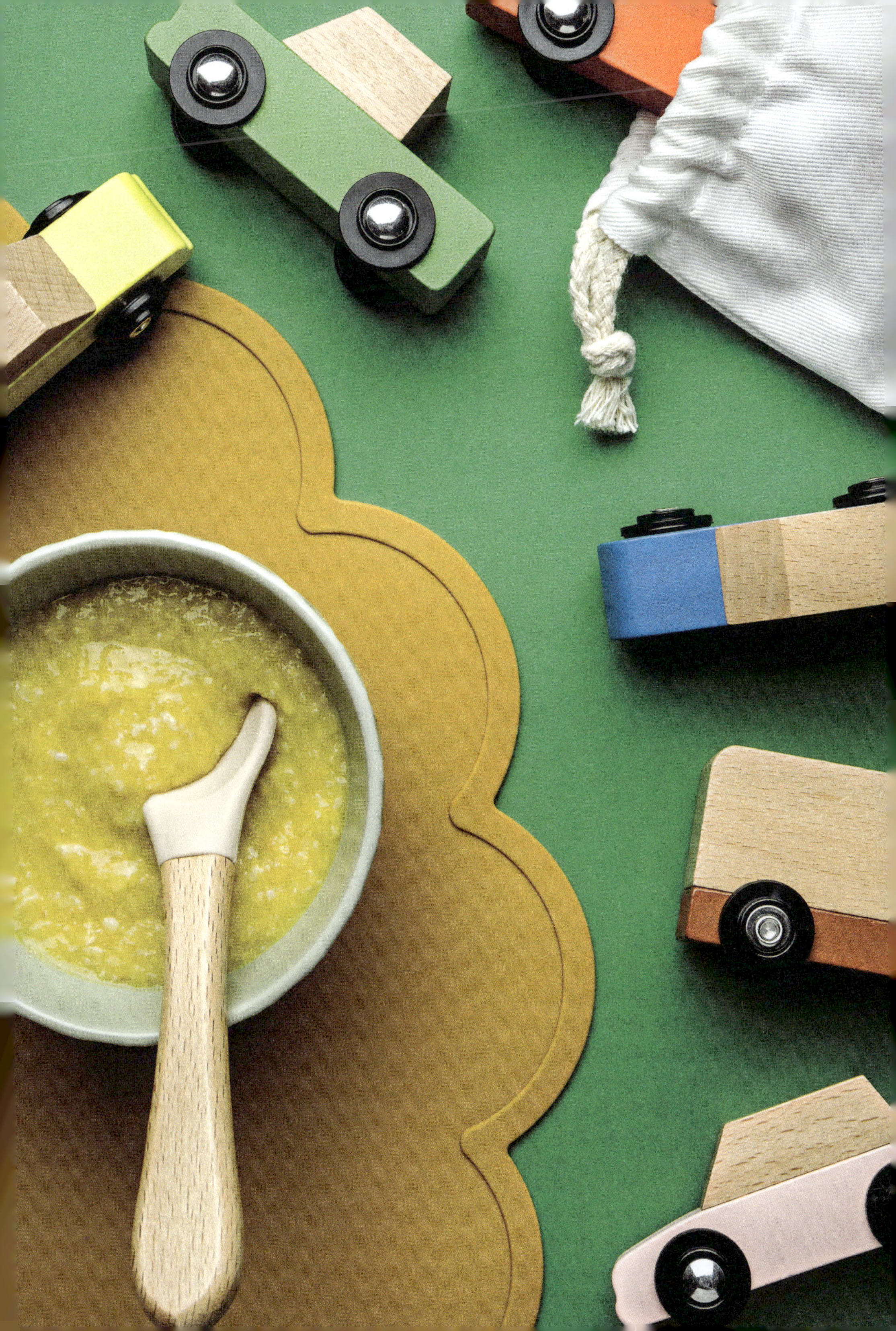

PANNA COTTA

Liste des courses, pour 1 snack :

100 ml de lait infantile habituel, lait maternel, ou lait d'avoine, de riz, de chanvre (le lait de vache entier est possible pour les enfants qui le tolèrent) • 1 cuil. à café de sirop d'érable ou de sirop d'agave • Quelques gouttes d'extrait de vanille • ½ g d'agar-agar en poudre (environ ¼ de cuil. à café) • Des fruits frais pour la garniture (fraises, myrtilles, framboises, mangue, etc.)

Aux fourneaux :

1. Dans une casserole, versez le lait, le sirop d'érable et l'extrait de vanille. Mélangez bien.

2. Saupoudrez l'agar-agar dans la casserole et mélangez à l'aide d'un fouet pour éviter la formation de grumeaux.

3. Faites chauffer le mélange à feu moyen, en remuant constamment. Portez à ébullition et laissez bouillir doucement pendant 1-2 min pour activer l'agar-agar.

4. Retirez la casserole du feu et versez le mélange dans un ramequin. Laissez-le refroidir à température ambiante, puis placez-le au réfrigérateur pendant au moins 2 h jusqu'à ce que la panna cotta soit bien prise.

5. Dégustez avec des fruits frais découpés en morceaux.

Remarque :

- L'agar-agar n'est pas considéré comme un allergène. Il s'agit d'un gélifiant naturel extrait d'algues rouges, couramment utilisé comme substitut à la gélatine. Cette dernière, généralement dérivée du collagène de bœuf ou de porc, est considérée comme plus susceptible de provoquer une allergie croisée.

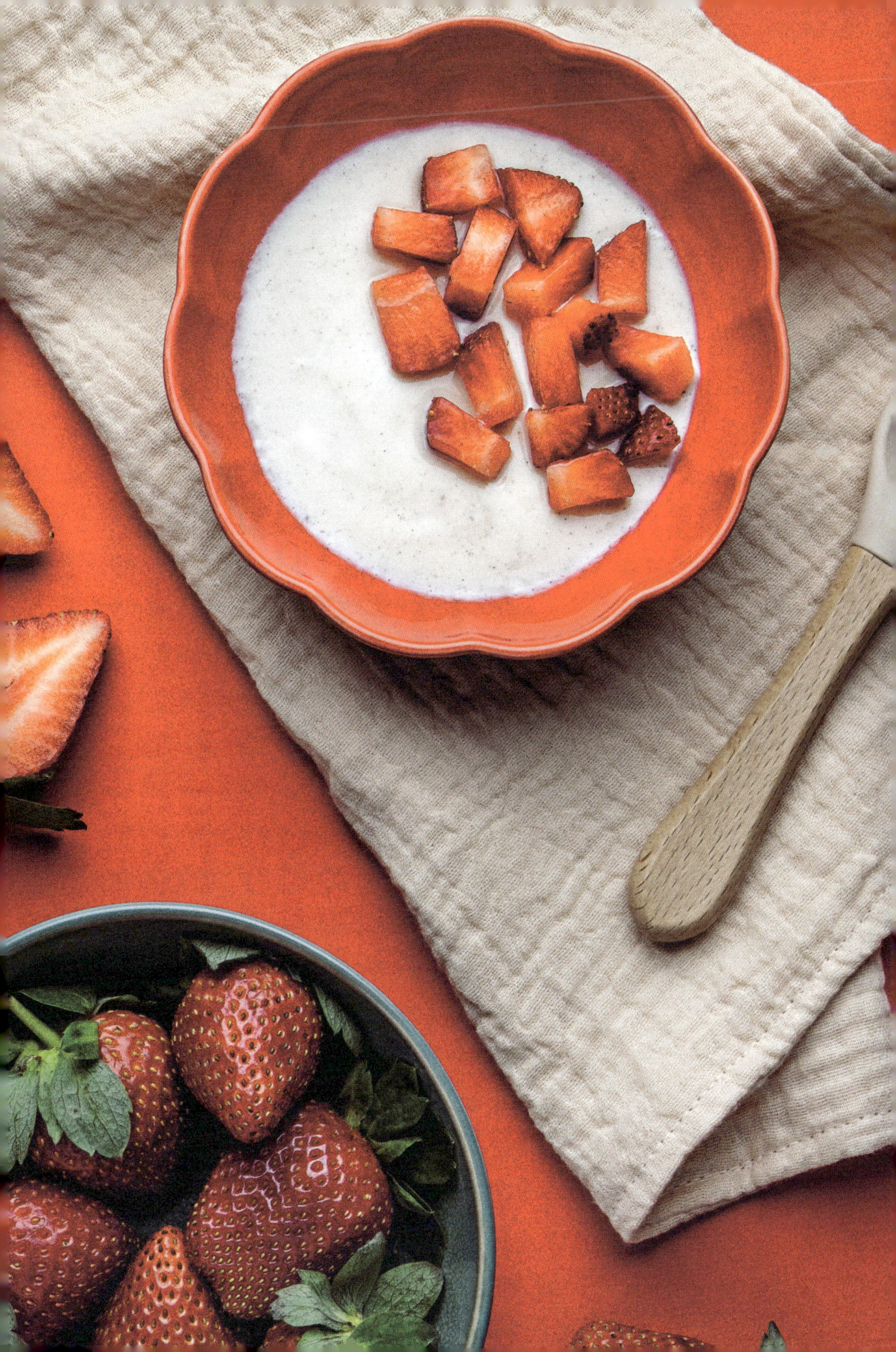

FLAN AU CACAO

Liste des courses , pour 1 snack :

100 ml de lait infantile habituel, lait maternel, ou lait d'avoine, de riz, de chanvre (le lait de vache entier est possible pour les enfants qui le tolèrent) • 1 cuil. à soupe de cacao en poudre (sans gluten et sans traces de noix) • ½ cuil. à café d'agar-agar

Aux fourneaux :

1. Dans une casserole, mélangez le lait et le cacao jusqu'à ce que le mélange soit homogène.

2. Saupoudrez l'agar-agar sur le mélange et remuez avec un fouet pour éviter la formation de grumeaux.

3. Faites chauffer à feu moyen en remuant constamment. Portez à ébullition douce pendant 1-2 min pour activer l'agar-agar.

4. Versez le mélange dans un ramequin, laissez refroidir à température ambiante, puis placez au réfrigérateur pendant au moins 2 h. Dégustez bien frais !

Remarque :

- Vous pouvez ajouter une petite touche de sucrant pour adoucir le cacao.

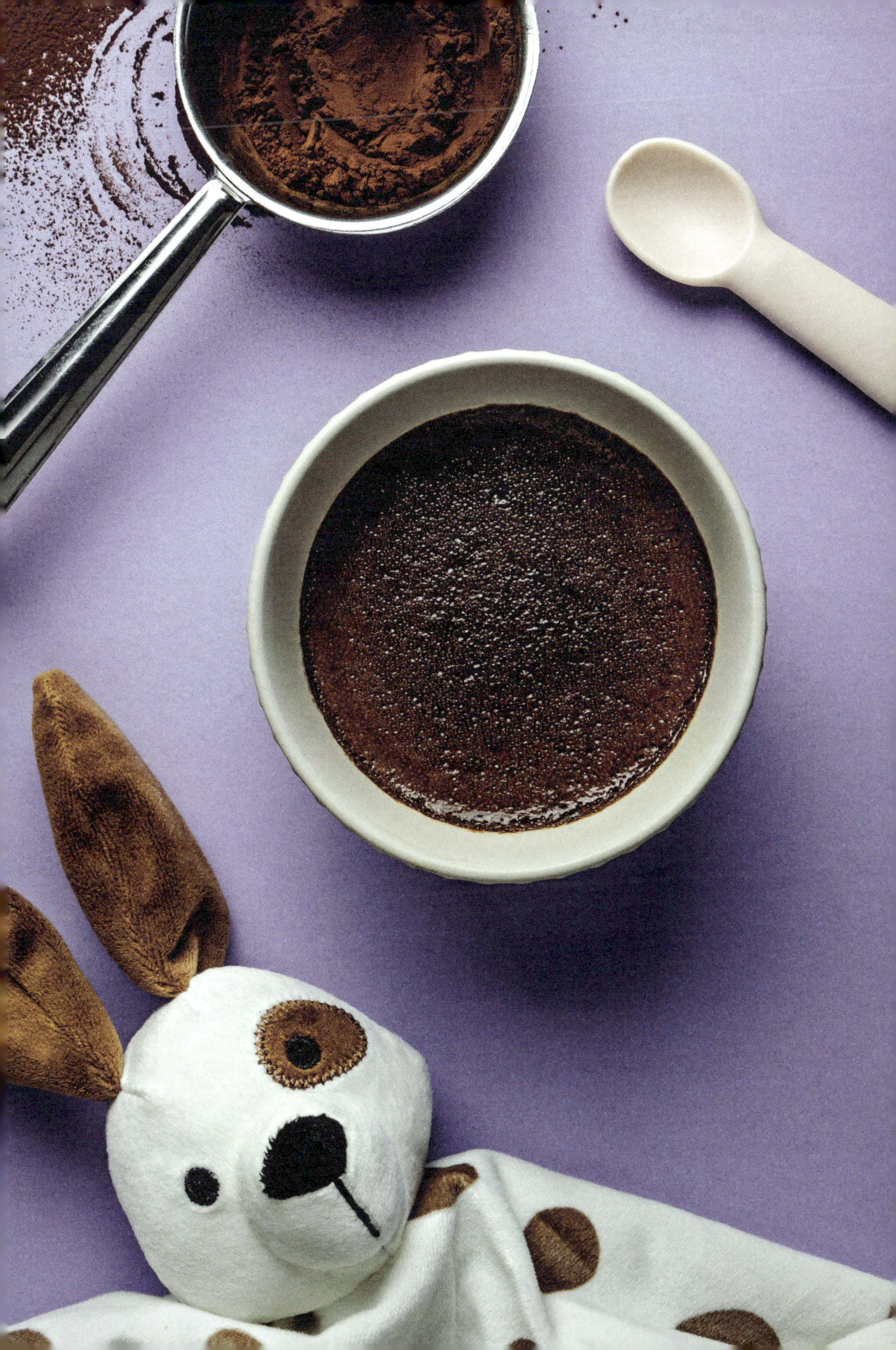

RIZ AU LAIT
À LA POIRE

Liste des courses, pour 1 snack :

15 g de riz rond • 150 ml de lait infantile habituel, lait maternel, ou lait d'avoine, de riz, de chanvre (le lait de vache entier est possible pour les enfants qui le tolèrent) • ¼ de gousse de vanille • 1 poire

Aux fourneaux :

1. Dans une casserole, versez le lait, ajoutez la gousse de vanille fendue en deux et le riz rond. Portez à feu moyen jusqu'à une petite ébullition.

2. Couvrez et laissez le riz cuire à feu doux pendant 15 min.

3. Pendant ce temps, découpez la poire en morceaux.

4. Au bout des 15 min, ajoutez les morceaux de poire dans la casserole et mélangez bien. Prolongez la cuisson, toujours à feu doux, pendant encore 20 min.

5. Lorsque le riz est bien fondant, retirez la gousse de vanille. Versez le riz au lait dans un ramequin et laissez refroidir au réfrigérateur avant de déguster !

Remarque :

- Si vous utilisez du lait infantile en poudre, faites cuire le riz uniquement avec de l'eau, puis ajoutez la poudre de lait en même temps que la poire.

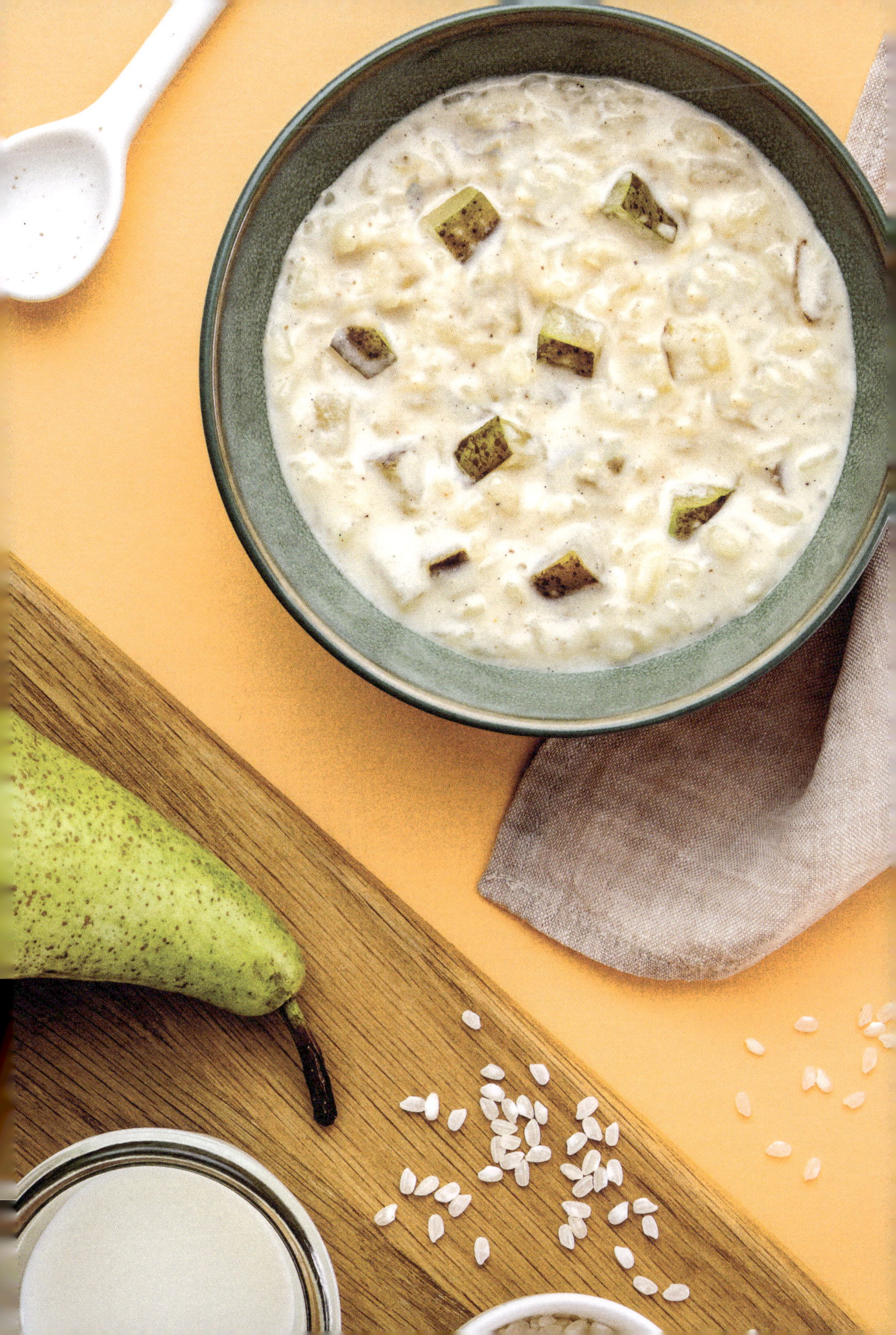

BARRES DE BANANE
ET AVOINE

Liste des courses, pour environ 8 barres :

2 bananes bien mûres • 150 g de flocons d'avoine sans gluten • 2 cuil. à soupe de sirop d'érable • 1 cuil. à café de cannelle moulue • 2 cuil. à soupe de graines de chia ou de lin (facultatif) • 1 cuil. à soupe de pépites de chocolat noir sans allergènes (facultatif)

Aux fourneaux :

1. Préchauffez votre four à 180 °C (th. 6) et tapissez un moule rectangulaire de papier cuisson.

2. Dans un grand bol, écrasez les bananes en purée à l'aide d'une fourchette.

3. Ajoutez les flocons d'avoine, le sirop d'érable, la cannelle, les graines de chia et les pépites de chocolat (si utilisées) dans le bol. Mélangez bien jusqu'à obtenir une préparation homogène.

4. Transférez cette préparation dans votre moule rectangulaire. Pressez fermement pour obtenir une couche uniforme.

5. Enfournez pendant 20-25 min, jusqu'à ce que les bords soient dorés et que le centre soit bien pris.

6. Laissez bien refroidir dans le moule. Une fois vos barres complètement refroidies, coupez-les à la taille souhaitée. Dégustez !

Remarque :

- Vous pouvez également ajouter d'autres ingrédients comme des fruits secs hachés ou de la noix de coco râpée, si vous êtes sûr qu'ils ne posent pas de problème d'allergie.

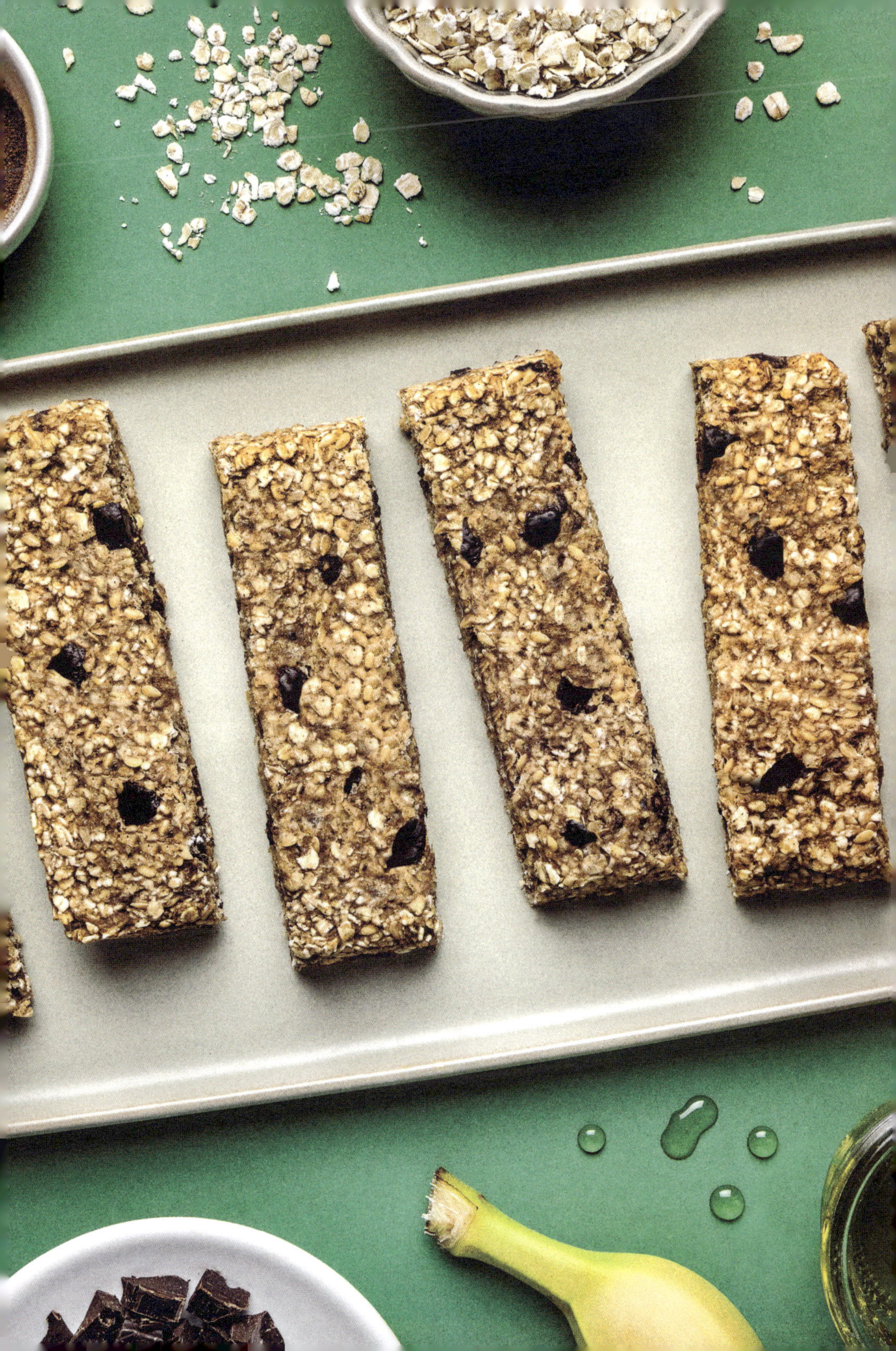

CRÊPES
À LA FARINE DE POIS CHICHE

Liste des courses, environ 5 crêpes :

100 g de farine de pois chiche • 200 ml d'eau • 1 cuil. à soupe d'huile d'olive ou de l'huile de cuisson de votre choix • 1 pincée de sel (facultatif) • ½ cuil. à café de curcuma ou de cumin en poudre (facultatif, pour une touche de saveur) • Huile pour la cuisson

Aux fourneaux :

1.1. Dans un bol, mélangez la farine de pois chiche avec l'eau. Ajoutez l'huile d'olive, le sel et les épices, si vous en utilisez. Mélangez bien jusqu'à obtenir une pâte lisse et homogène. Si la pâte est trop épaisse, ajoutez un peu plus d'eau pour obtenir la consistance d'une pâte à crêpes classique.

2.2. Laissez reposer la pâte pendant au moins 10 min pour que la farine de pois chiche absorbe bien l'eau.

3.3. Faites chauffer une poêle antiadhésive à feu moyen avec un peu d'huile. Versez une petite louche de pâte dans la poêle chaude et étalez-la en une fine couche. Faites cuire environ 2-3 min de chaque côté, ou jusqu'à ce que les bords soient dorés et que la crêpe se décolle facilement.

4.4. Répétez l'opération avec le reste de la pâte, en ajoutant un peu d'huile dans la poêle si nécessaire entre chaque crêpe. Dégustez !

Remarque :

- Ces crêpes peuvent être servies sucrées ou salées, selon vos envies. Vous pouvez les garnir de fruits frais, de compote, de sirop d'érable, ou même de légumes grillés pour une version salée.

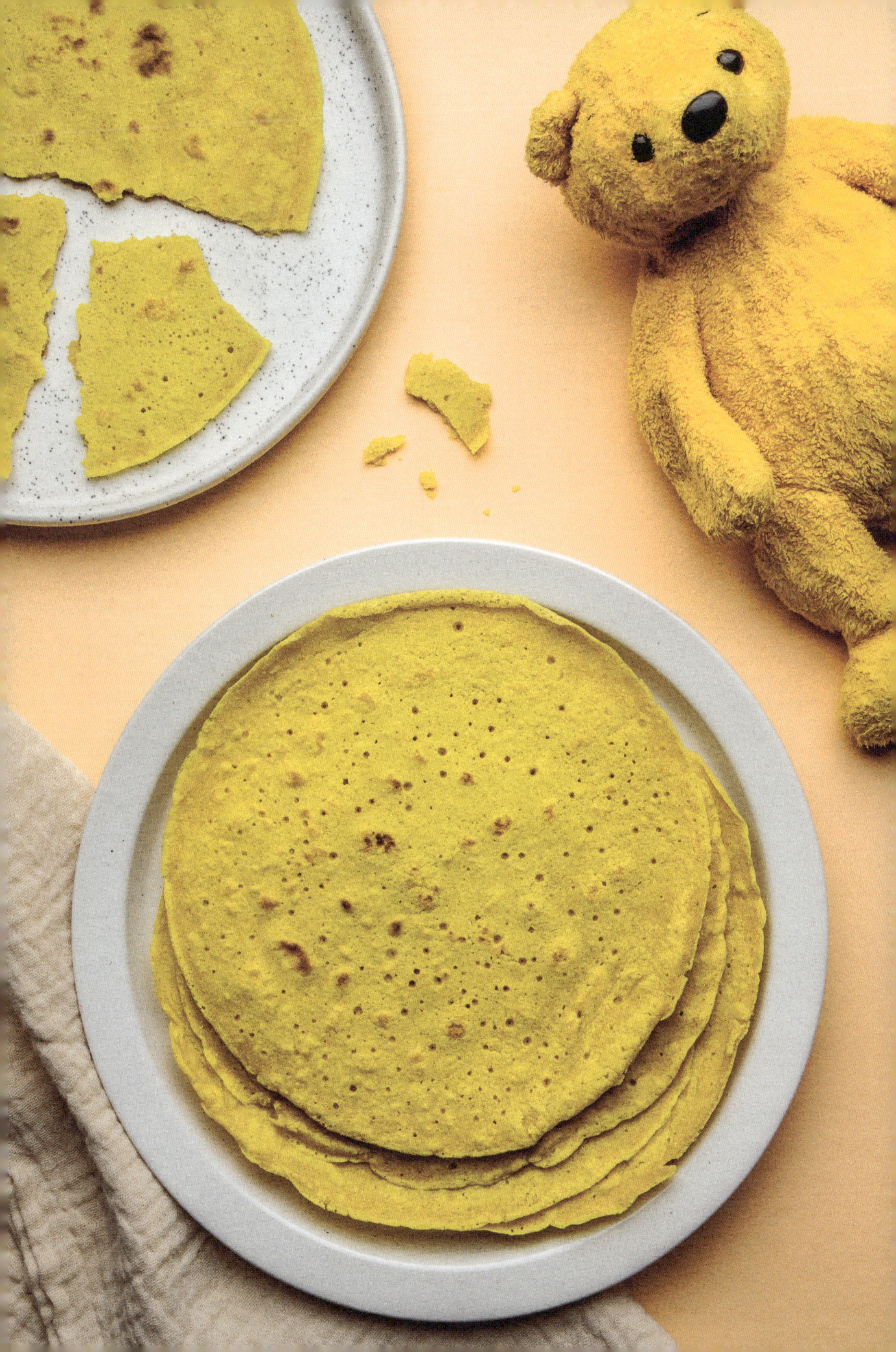

POPSICLES AUX FRUITS

Liste des courses, environ 8 popsicles :

200 g de fruits frais ou surgelés (mangue, fraises, bananes, myrtilles... variez les plaisirs !) • 100 ml de lait infantile habituel, lait maternel, ou lait d'avoine, de riz, de chanvre (le lait de vache entier est possible pour les enfants qui le tolèrent) • Quelques tranches fines de fruits pour la décoration (facultatif)

Aux fourneaux :

1. Lavez, épluchez, et coupez les fruits en morceaux. Si vous utilisez des fruits surgelés, laissez-les décongeler légèrement.

2. Dans un blender, ajoutez vos fruits préparés et le lait. Mixez jusqu'à obtenir une purée bien lisse.

3. Placez quelques tranches de fruits frais dans les moules à popsicles pour une jolie présentation, puis versez-y le mélange de fruits.

4. Insérez les bâtonnets de glace et placez vos moules au congélateur pendant au moins 4 h.

5. Passez les moules sous l'eau tiède si besoin pour faciliter le démoulage, puis dégustez !

Remarque :

- Il n'est pas possible d'utiliser du lait en poudre pour cette recette, car elle nécessite une congélation.

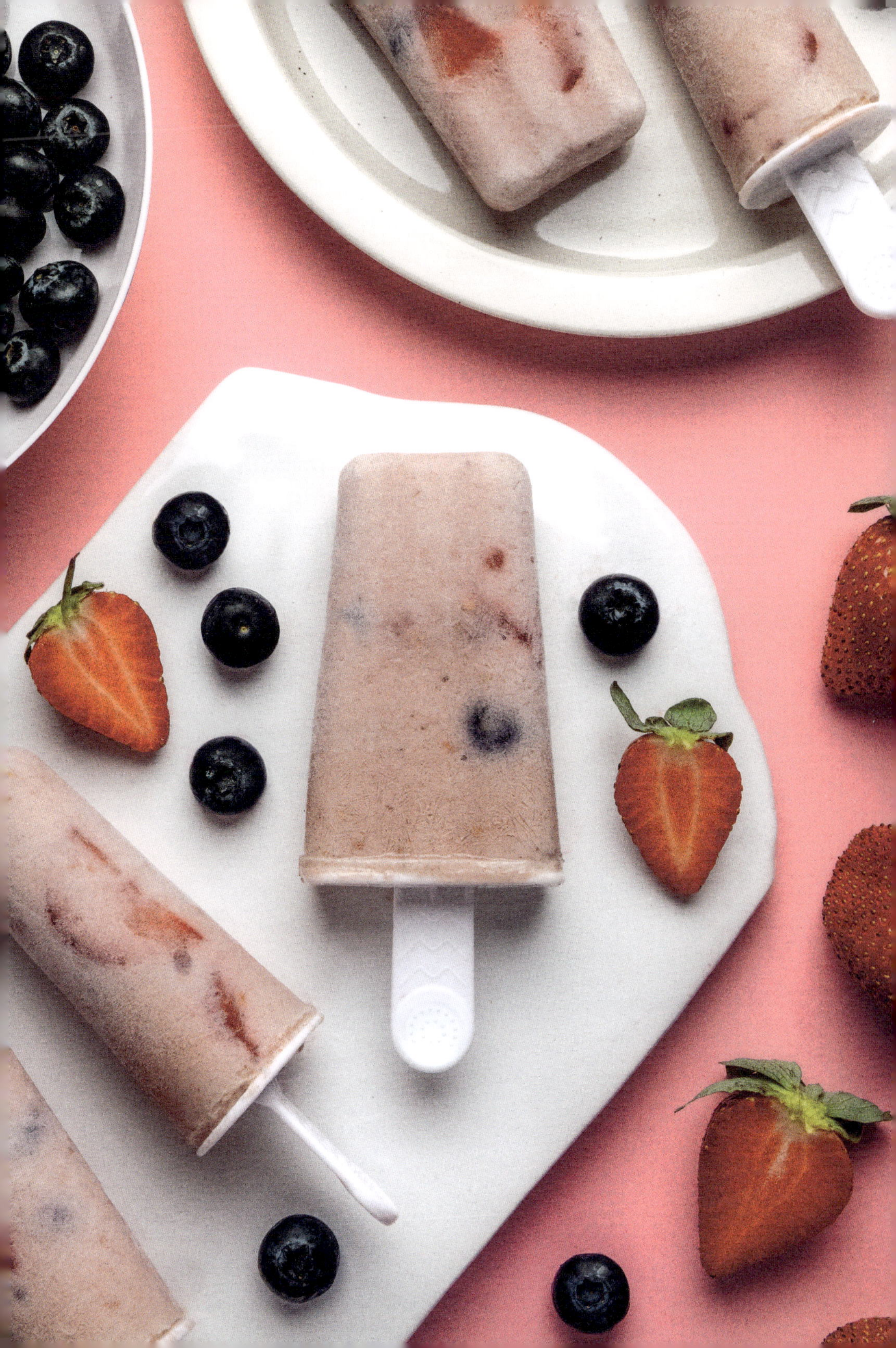

SMOOTHIE VERT À LA POMME

Liste des courses, pour 1 smoothie :

1 pomme verte • 1 poignée d'épinards frais • ½ banane bien mûre • 200 ml de lait infantile habituel, lait maternel, ou lait d'avoine, de riz, de chanvre (le lait de vache entier est possible pour les enfants qui le tolèrent) • Quelques glaçons •

Aux fourneaux :

1. Lavez les épinards, puis pelez, épépinez et coupez la pomme en morceaux.

2. Dans un blender, ajoutez la pomme, les épinards, la banane, le lait et quelques glaçons.

3. Mixez le tout jusqu'à obtenir une texture lisse et crémeuse. À déguster immédiatement.

Remarque :

- Vous pouvez facilement remplacer les épinards par d'autres légumes verts comme du chou kale pour varier les saveurs.

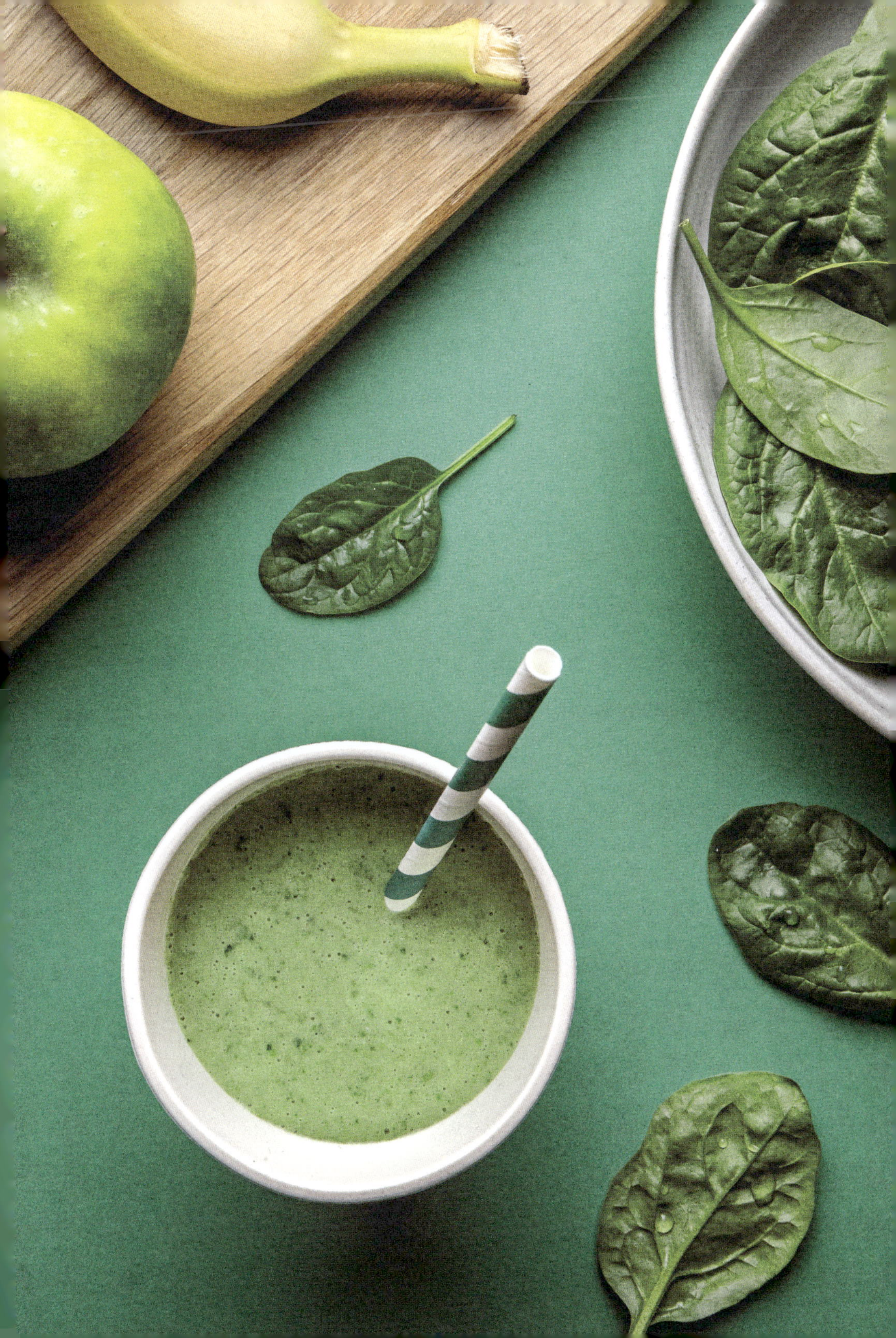

CRÈME BANANE,
AVOCAT ET CITRON

Liste des courses, pour 1 dîner :

1 banane bien mûre • 1 avocat • 1 cuil. à café de jus de citron • 2 cuil. à soupe de lait infantile habituel, lait maternel, ou lait d'avoine, de riz, de chanvre (le lait de vache entier est possible pour les enfants qui le tolèrent)

Aux fourneaux :

1. Épluchez et coupez en morceaux la banane et l'avocat.

2. Dans un blender, ajoutez tous les ingrédients et mixez jusqu'à obtenir une crème lisse et onctueuse. Dégustez !

Remarque :

- À la fois dîner et dessert, cette recette est parfaite pour les soirs où l'on manque de temps en cuisine.

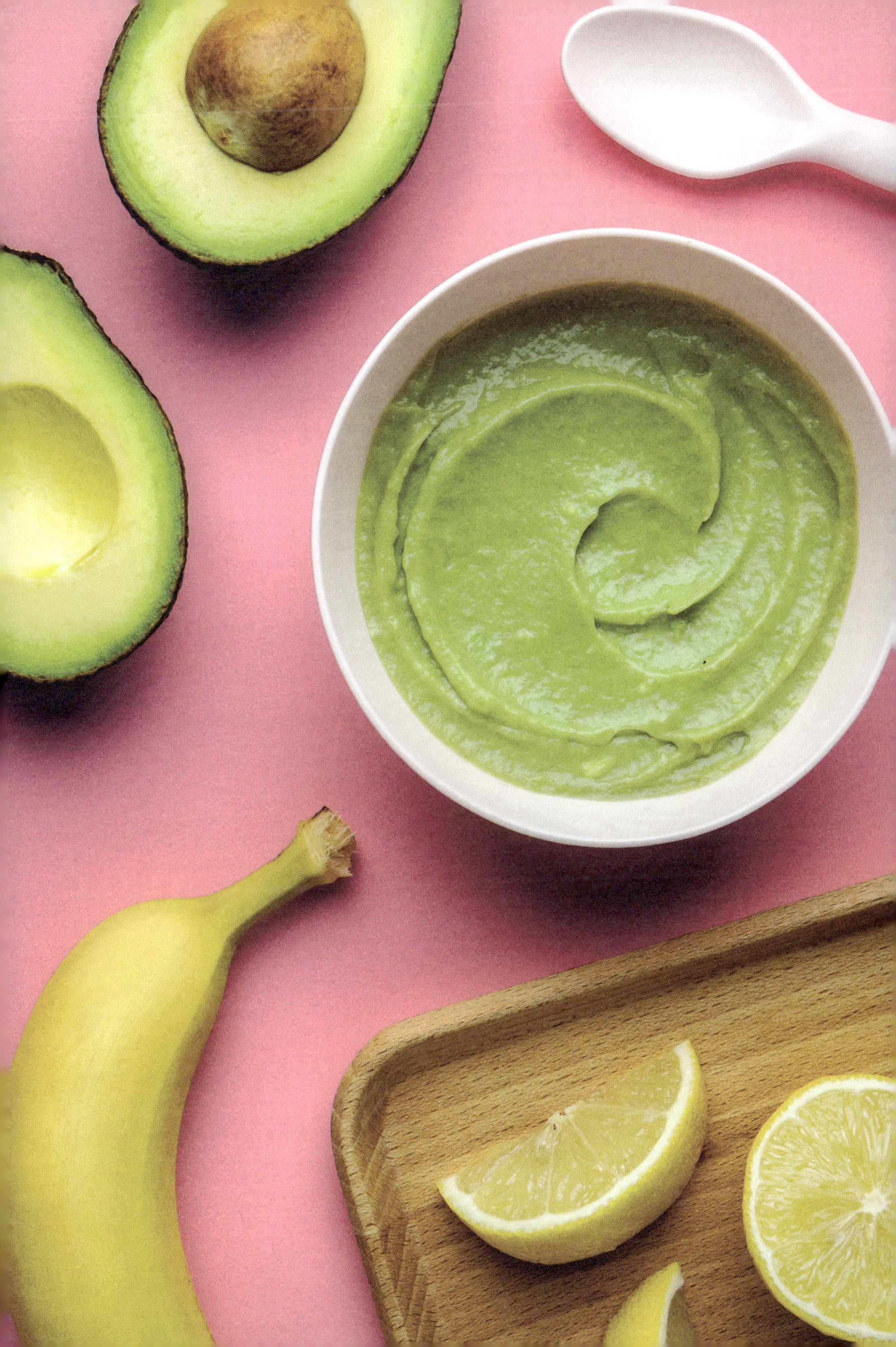

DÎNER

GALETTES DE POLENTA
AUX ÉPINARDS

Liste des courses , pour 1 dîner :

50 g de pousses d'épinards • 50 g de polenta • ½ échalote • 1 cuil. à café d'huile végétale

Aux fourneaux :

1. Portez 110 ml d'eau à ébullition, retirez la casserole du feu, puis versez la polenta en pluie tout en mélangeant. Couvrez et laissez reposer 5 min.

2. Émincez finement l'échalote, puis faites-la revenir avec l'huile et les épinards pendant environ 5 min.

3. Mixez cette préparation en purée, puis mélangez-la avec la polenta. Laissez bien refroidir.

4. Formez ensuite des galettes en tassant avec vos mains, ou utilisez un emporte-pièce.

5. Faites cuire les galettes dans une poêle antiadhésive à feu doux pendant 3-4 min de chaque côté. Dégustez !

Remarque :

- Laissez bien refroidir la préparation avant de façonner les galettes avec vos mains. Cela vous évitera de vous brûler et de faire coller la préparation à la poêle lors de la cuisson.

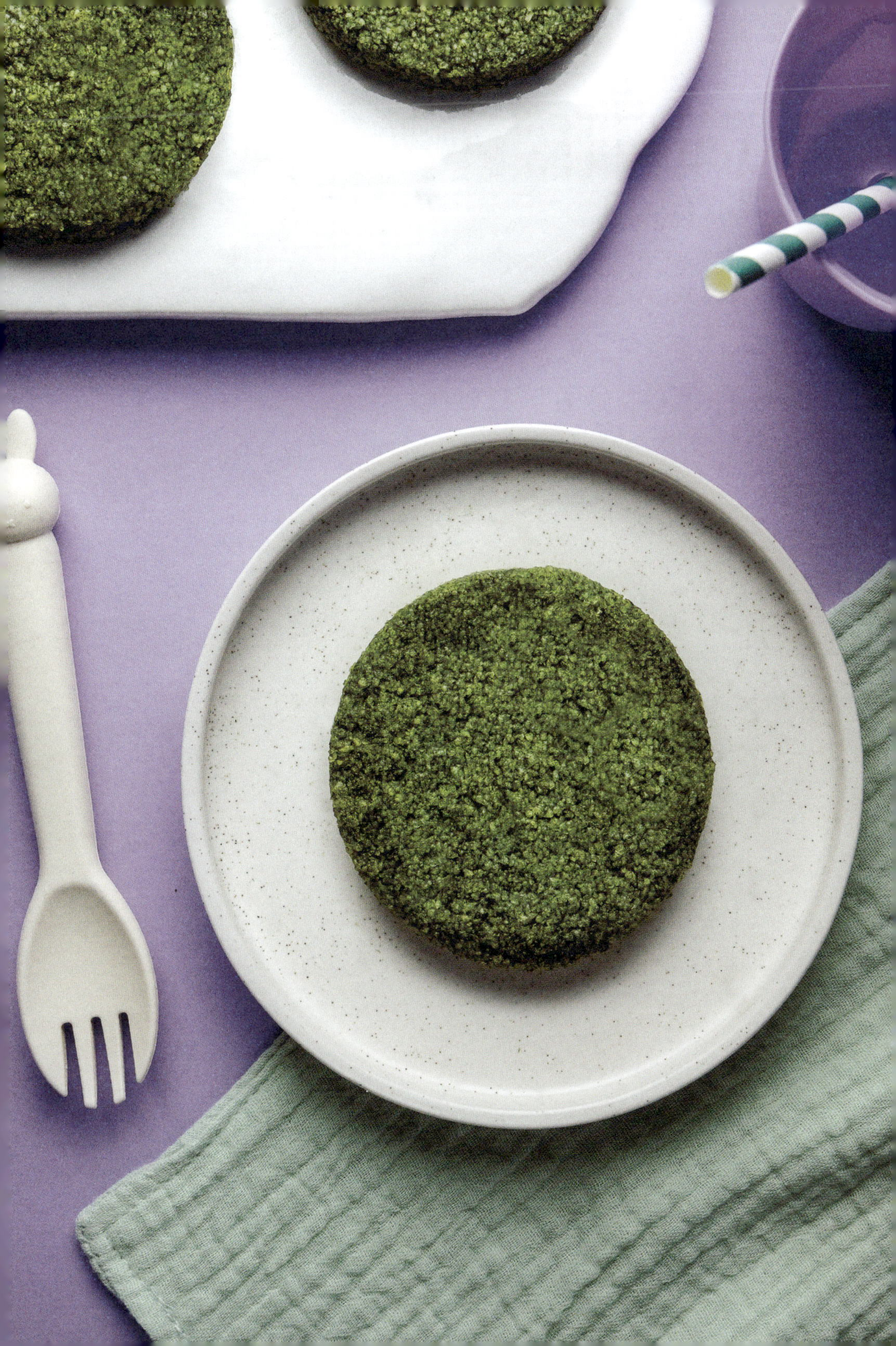

DÎNER

GAUFRES AUX CAROTTES
ET MAÏS AVEC GUACAMOLE

Liste des courses, pour 1 dîner :

100 g de carottes • 50 g de maïs • 30 g de farine de maïs • 1 cuil. à café d'huile végétale • ½ avocat • 1 cuil. à café de jus de citron • 1 pincée de cumin et de paprika

Aux fourneaux :

1. Lavez, épluchez la carotte et coupez-la en fines rondelles pour les faire cuire à la vapeur pendant environ 30 min.

2. Rincez et égouttez le maïs, puis mixez-le avec les carottes cuites jusqu'à obtenir une texture aussi lisse que possible.

3. Dans un saladier, ajoutez cette purée de légumes, la farine de maïs et l'huile végétale. Mélangez bien.

4. Lorsque votre gaufrier est bien chaud, déposez-y une grosse cuil. à soupe de la préparation par gaufre. Refermez et laissez cuire environ 4 min.

5. Préparez ensuite le guacamole en écrasant l'avocat à la fourchette et en le mélangeant avec le jus de citron, le cumin et le paprika. Dégustez !

Remarque :

- Une fois vos gaufres cuites, déposez-les sur une grille à pâtisserie pour éviter qu'elles ne ramollissent. Si vos gaufres collent au gaufrier, c'est qu'il faut prolonger la cuisson.

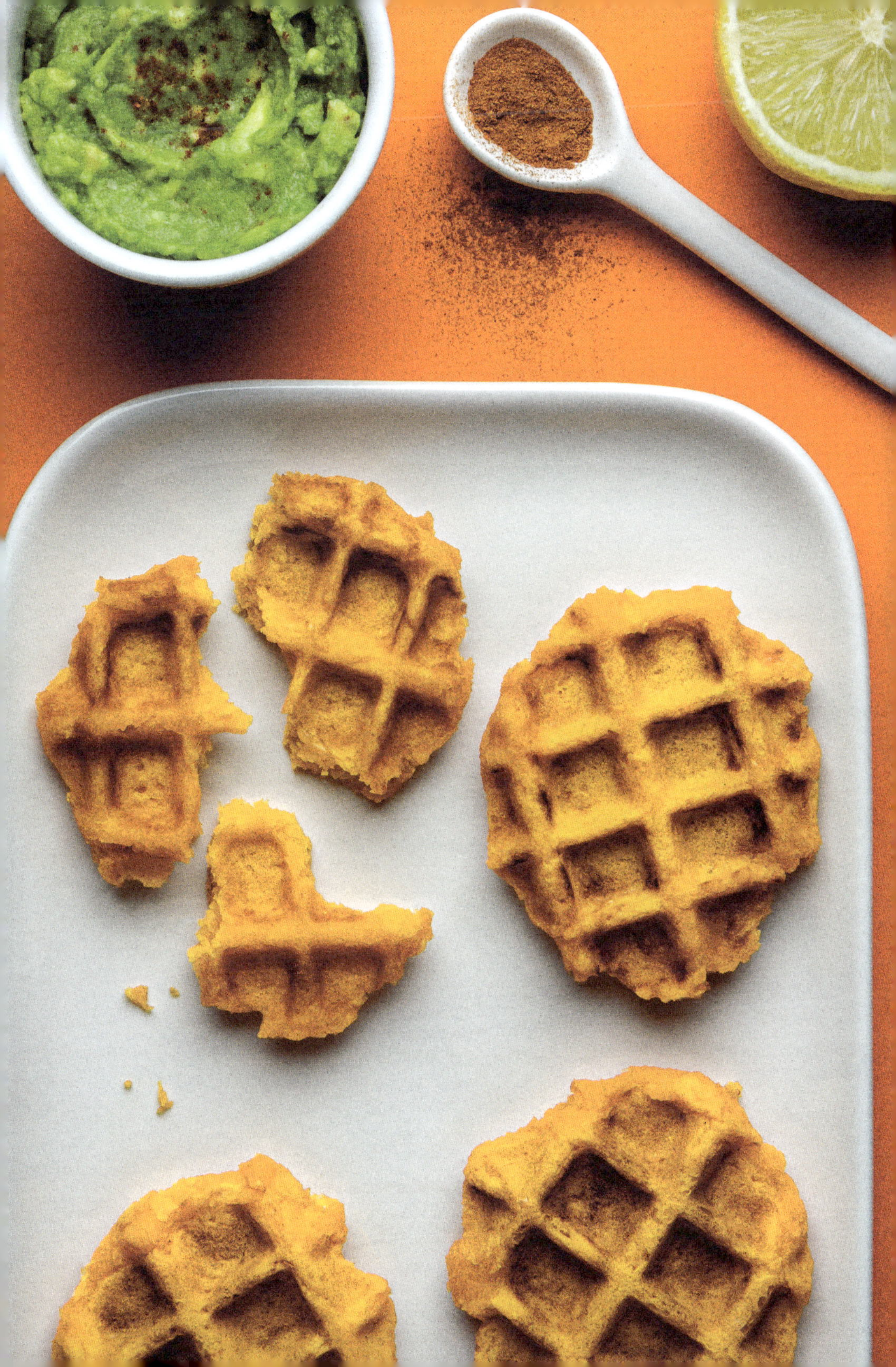

PANCAKE DE BETTERAVE
AU SARRASIN

Liste des courses, pour 1 dîner :

150 g de betterave déjà cuite • 25 g de farine de sarrasin • 25 g de farine de riz • 1 cuil. à café d'huile végétale • Quelques feuilles de persil

Aux fourneaux :

1. Coupez la betterave en morceaux, puis mixez-la pour obtenir une purée homogène.

2. Ajoutez les deux farines, l'huile et quelques feuilles de persil ciselées, puis mélangez le tout.

3. Faites chauffer une poêle antiadhésive à feu moyen. Lorsque la poêle est chaude, versez une grosse cuil. à soupe de pâte pour former un pancake. Laissez cuire 2-3 min de chaque côté, puis dégustez !

Remarque :

- Si votre enfant tolère le gluten, vous pouvez utiliser un mélange de farine de sarrasin et de farine de blé (à la place de la farine de riz) en quantités égales.

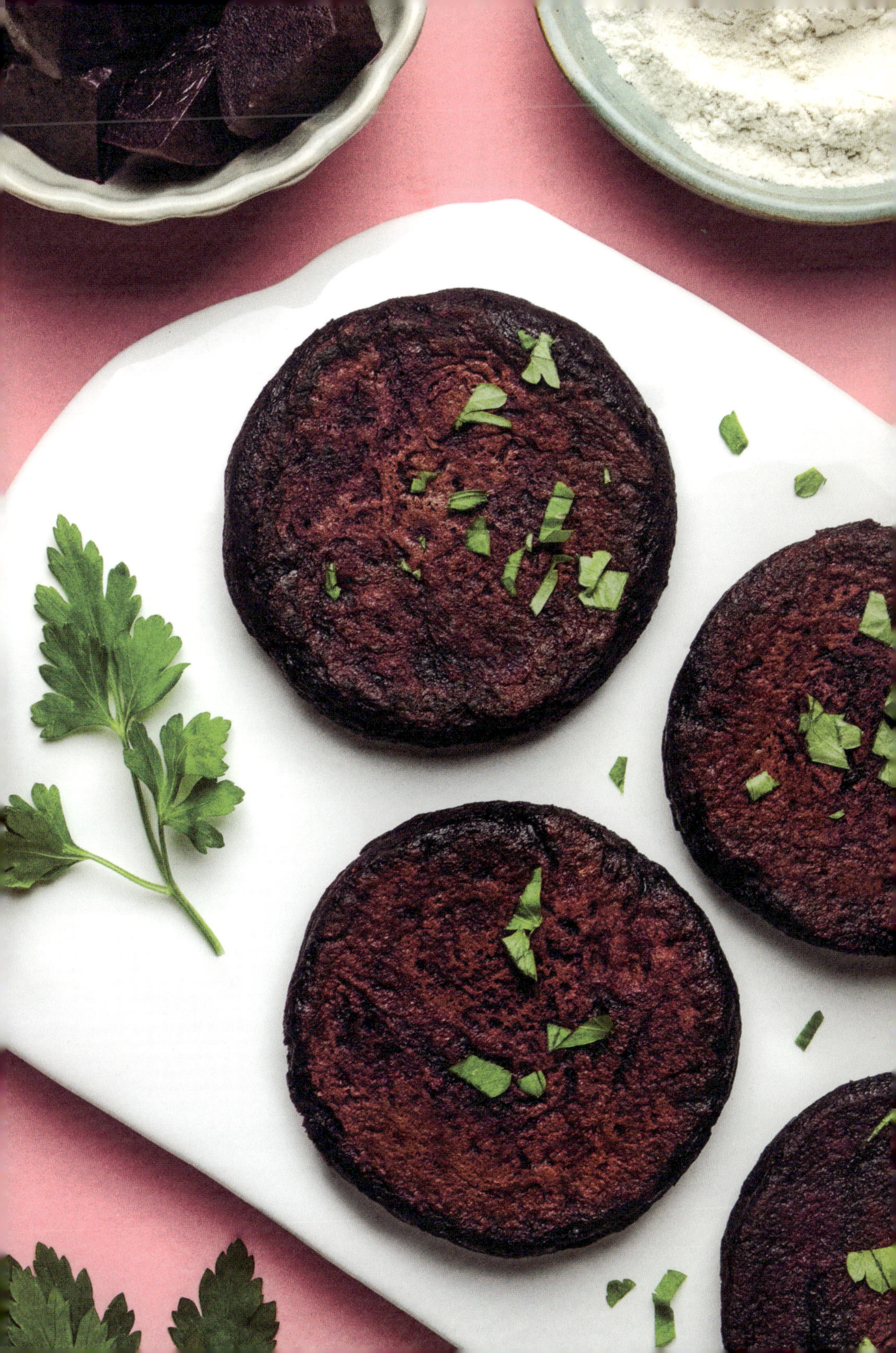

DÎNER

GALETTES
AUX CHAMPIGNONS

Liste des courses, pour 1 dîner :

125 g de champignons • 50 g de carottes • 35 g de farine de sarrasin • 35 ml de lait infantile habituel, lait maternel, ou lait d'avoine, de riz, de chanvre (le lait de vache entier est possible pour les enfants qui le tolèrent) • 1 cuil. à café d'huile végétale • Quelques feuilles de persil

Aux fourneaux :

1. Faites cuire la carotte, coupée en fines rondelles, à la vapeur pendant 25-30 min.

2. Rincez les champignons, enlevez-en les pieds et coupez-les en lamelles. Dans une casserole, faites revenir les champignons à feu moyen pendant une dizaine de minutes.

3. Mixez les champignons avec les carottes cuites, l'huile et quelques feuilles de persil. Ajoutez la farine, le lait choisi et mélangez bien le tout.

4. Faites chauffer une poêle antiadhésive à feu moyen. Quand elle est bien chaude, ajoutez une grosse cuil. à soupe de pâte pour former une galette (vous pouvez aussi utiliser un emporte-pièce pour un résultat plus esthétique). Laissez cuire 2-3 min de chaque côté avant de déguster.

Remarque :

- Soyez bien vigilant à ce que la farine de sarrasin soit étiquetée « sans gluten ».

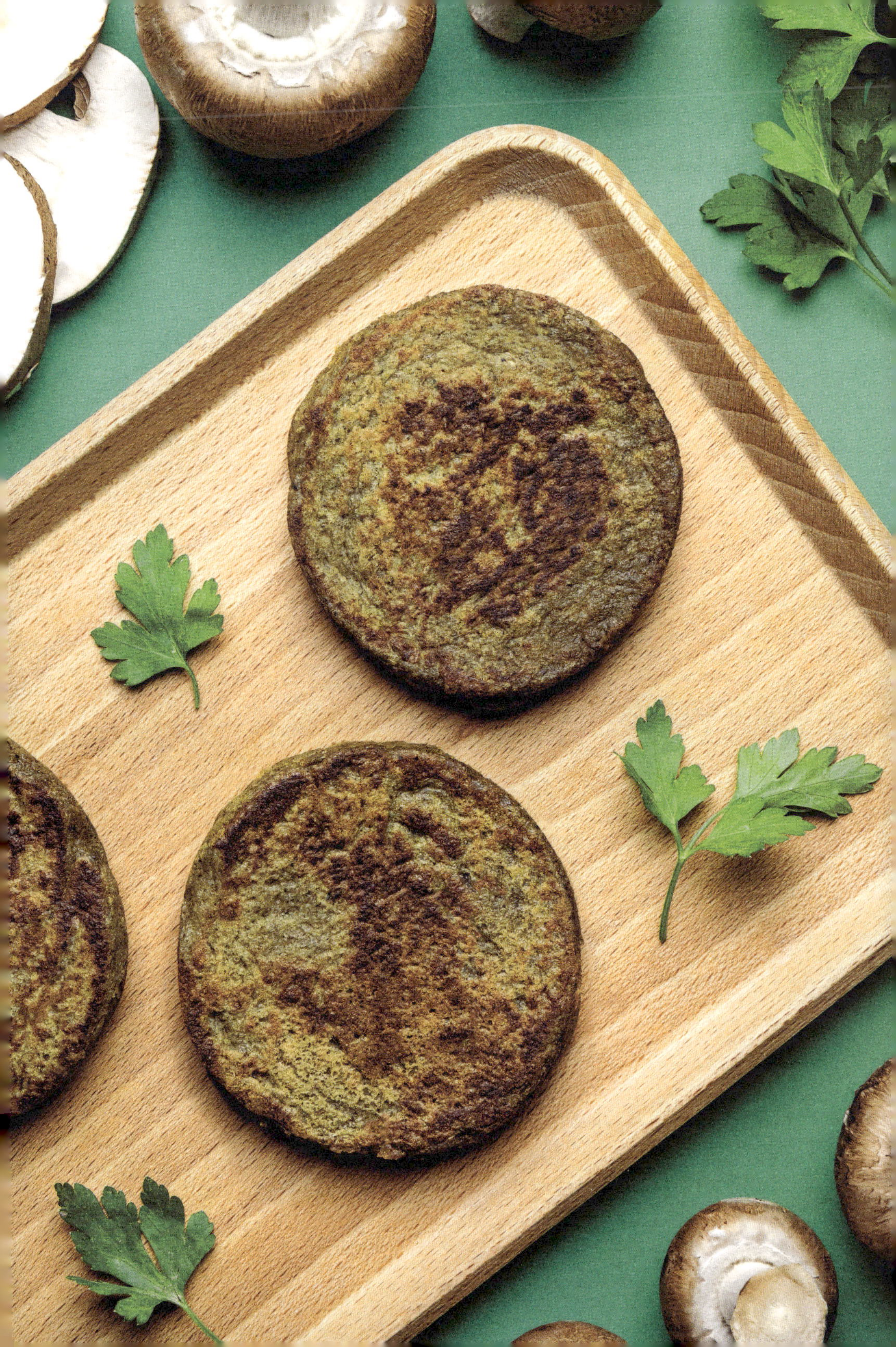

GALETTES DE MILLET
ET CAROTTES

Liste des courses, pour 1 dîner :

50 g de millet • 150 g de carottes • 1 cuil. à soupe de fécule de maïs (©Maïzena) • 1 cuil. à café de cumin

Aux fourneaux :

1. Laissez tremper le millet dans de l'eau froide pendant 15 min.

2. Portez à ébullition 125 ml d'eau.

3. Égouttez le millet puis plongez-le dans l'eau bouillante et faites-le cuire à feu moyen pendant 15 min.

4. Lavez, épluchez et râpez la carotte. Ajoutez la carotte râpée dans la casserole et prolongez la cuisson de 10 min à feu doux.

5. Préchauffez votre four à 180 °C (th. 6).

6. Laissez refroidir la préparation. Quand elle est tiède, ajoutez la fécule de maïs et le cumin. Mélangez bien.

7. Formez des galettes avec vos mains légèrement humidifiées et enfournez pendant 20 min sur une plaque recouverte de papier cuisson. Dégustez !

Remarque :

- Le millet est considéré comme une option sûre pour la plupart des personnes présentant des allergies. Comme pour tout aliment proposé, soyez tout de même vigilant sur l'étiquetage alimentaire et les contaminations croisées.

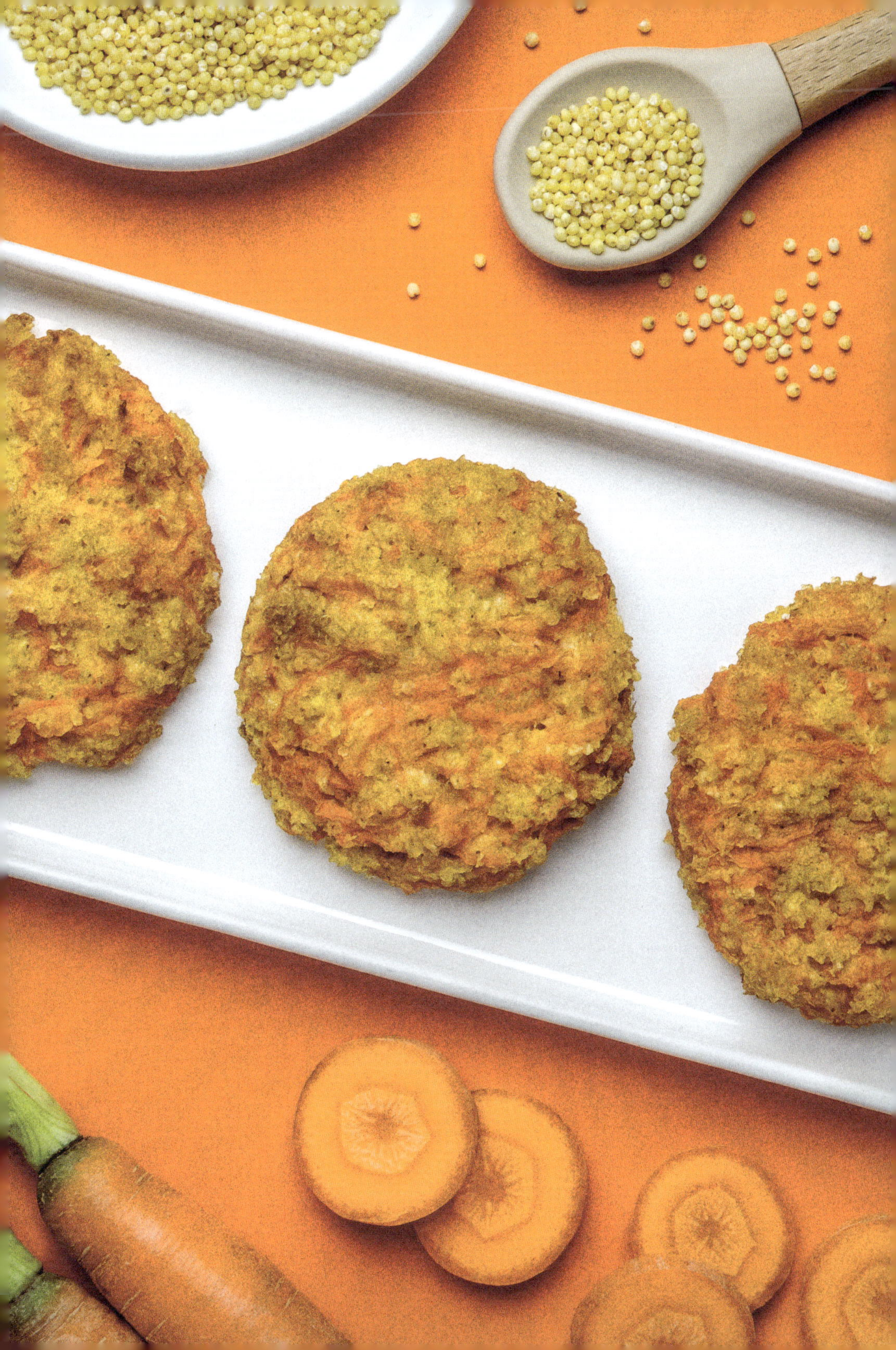

RISOTTO DE COURGETTES
AU CURRY

Liste des courses, pour 1 dîner :

35 g de riz à risotto (arborio) • 125 ml de bouillon de légumes • 1 petite courgette • 50 ml de lait de coco • ½ échalote • 1 cuil. à café d'huile d'olive • ¼ de cuil. à café de curry • Parmesan (facultatif)

Aux fourneaux :

1. Préparez le bouillon de légumes. Épluchez et émincez votre échalote, puis faites-la revenir dans une sauteuse à feu moyen avec l'huile d'olive.

2. Ajoutez le riz et mélangez à sec pendant 1 min. Mouillez le riz petit à petit avec du bouillon bien chaud (ajoutez peu de bouillon puis, quand le riz l'a absorbé, ajoutez-en à nouveau). Mélangez bien régulièrement.

3. Lavez et coupez votre courgette en dés. Dans une poêle à feu moyen, faites chauffer le lait de coco avec le curry. Ajoutez les cubes de courgette et laissez cuire en mélangeant de temps en temps pendant 10-15 min.

4. Quand le riz est bien cuit, ajoutez vos courgettes cuites et mélangez le tout. Dégustez avec du parmesan !

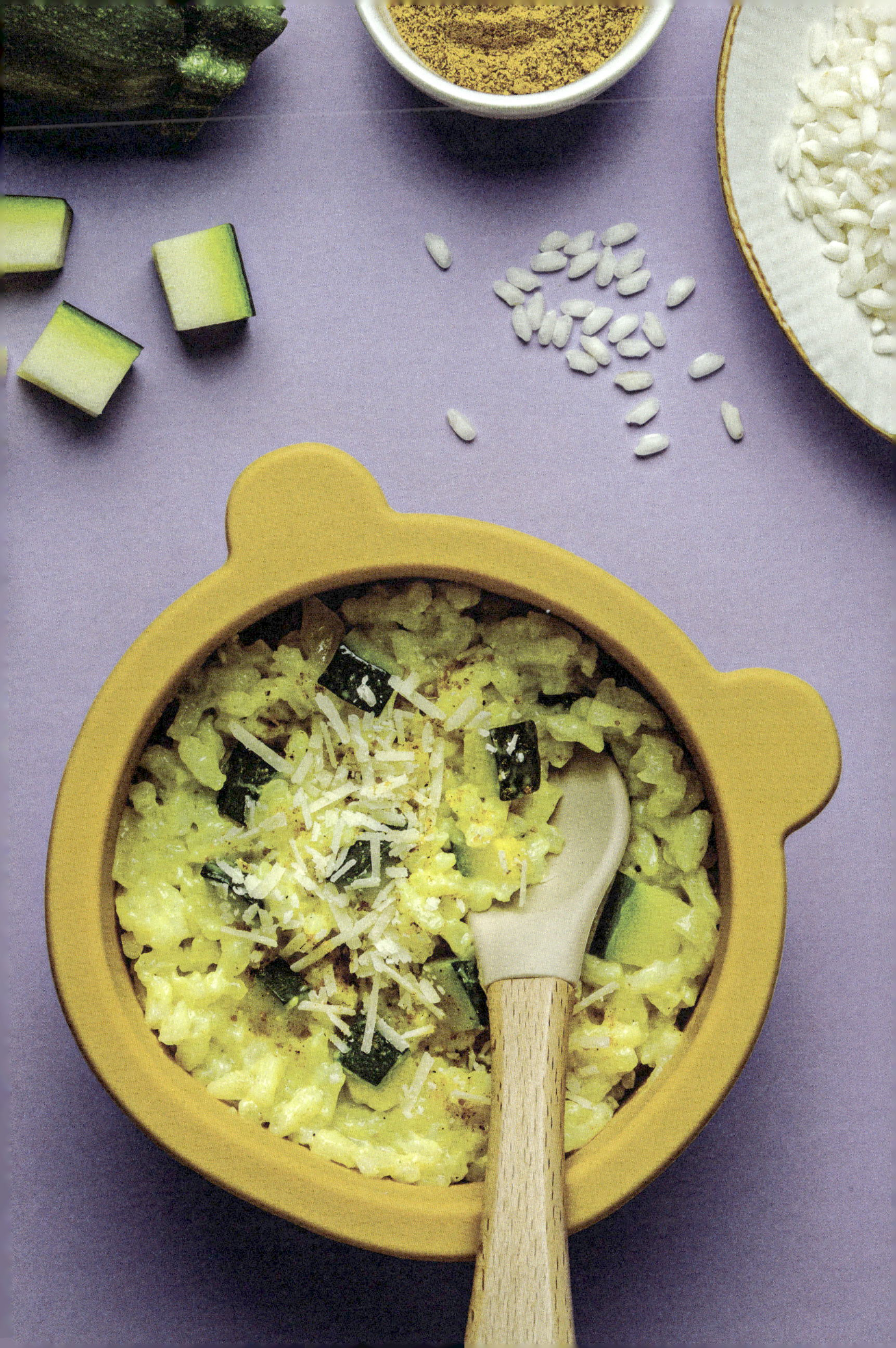

BOULETTES DE LÉGUMES AU FOUR

Liste des courses, pour 1 dîner :

30 g de carottes • 30 g de pommes de terre • 1 cuil. à soupe de fécule de maïs • Ciboulette • Chapelure • 1 cuil. à café d'huile végétale

Aux fourneaux :

1. Lavez, épluchez et coupez vos carottes et pommes de terre en petits morceaux. Faites-les cuire à la vapeur pendant 25 min.

2. Mixez la carotte pour obtenir une purée lisse et écrasez la pomme de terre à la fourchette. Mélangez les deux purées avec une cuil. à soupe de fécule de maïs et la ciboulette ciselée.

3. Formez des boulettes avec vos doigts humidifiés et roulez-les dans de la chapelure.

4. Faites revenir vos boulettes à feu moyen dans une poêle avec l'huile. Elles doivent être cuites à cœur et légèrement dorées. Dégustez !

Remarque :

- Gardez la base de pommes de terre et variez facilement les légumes dans cette recette : brocolis, courgettes, épinards…

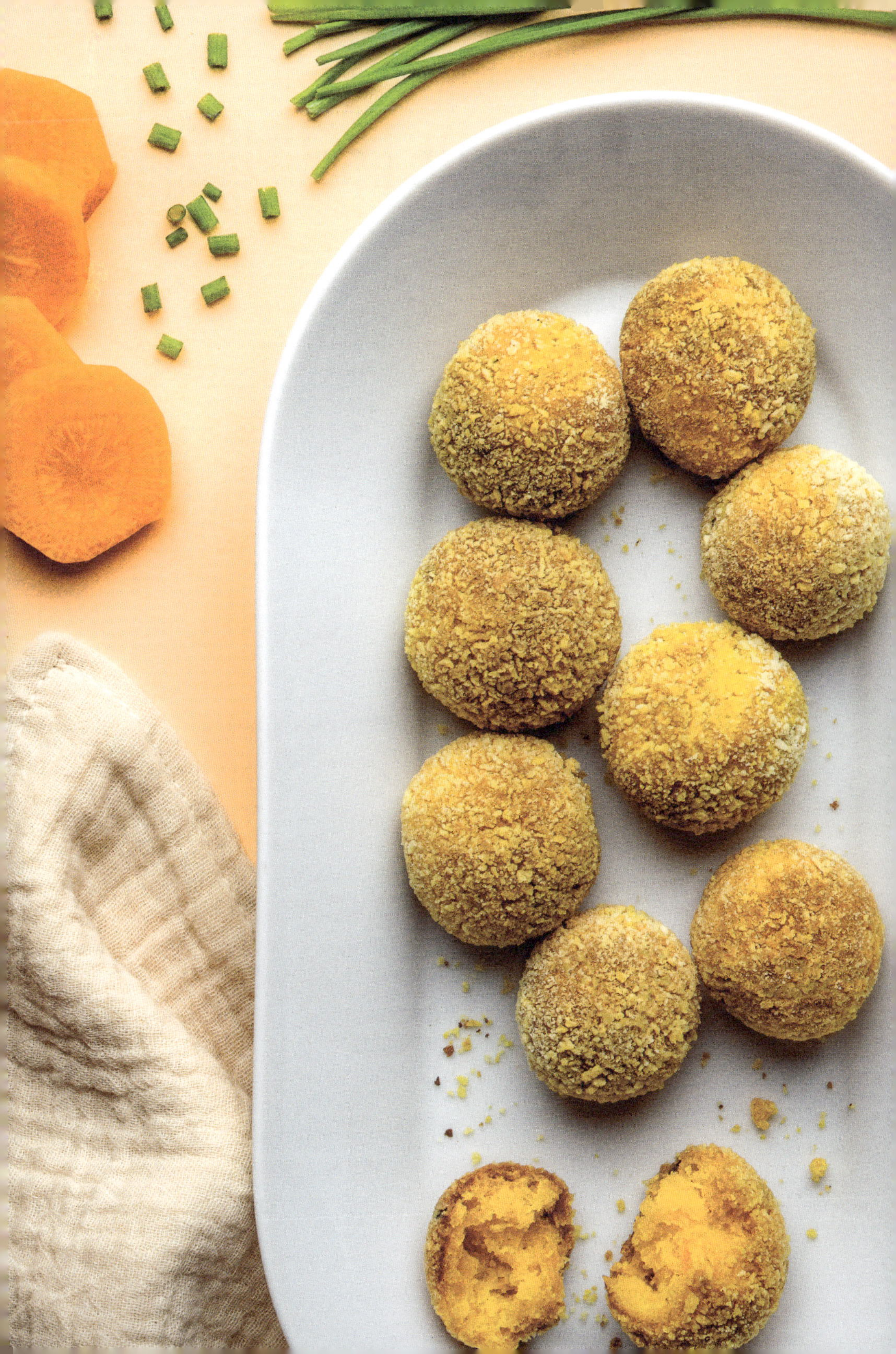

PÂTES AUX LÉGUMES
ET SAUCE À LA COURGE

Liste des courses, pour 1 dîner :

50 g de pâtes sans gluten (pâtes de riz, de maïs ou de pois chiches) • 80 g de courge (butternut ou potimarron) • ¼ de carotte • ¼ de courgette • ¼ d'oignon • 1 cuil. à café d'huile d'olive • 30 ml de lait de coco ou de crème végétale (riz, avoine, etc.) • 1 pincée de noix de muscade (facultatif) • 1 pincée de sel et de poivre (selon l'âge de l'enfant)

Aux fourneaux :

1. Faites cuire les pâtes dans de l'eau bouillante, selon les instructions du paquet (généralement 7-10 min pour les pâtes sans gluten). Égouttez-les et réservez.

2. Lavez, épluchez et coupez en petits morceaux la courge, la carotte et la courgette.

3. Émincez l'oignon. Faites-le revenir dans une poêle avec une cuil. à café d'huile d'olive à feu moyen, jusqu'à ce qu'il devienne translucide.

4. Ajoutez vos morceaux de courge dans la poêle et laissez-les cuire pendant 10-15 min, jusqu'à ce que la courge soit bien tendre. Ajoutez un peu d'eau si nécessaire afin d'éviter qu'elle ne colle.

5. Mixez ensuite la courge cuite avec le lait de coco, jusqu'à obtenir une sauce onctueuse. Ajoutez une pincée de noix de muscade, puis ajustez l'assaisonnement avec un peu de sel et de poivre (selon l'âge de l'enfant).

6. Faites cuire les morceaux de carotte et de courgette à la vapeur pendant environ 10 min.

7. Mélangez les pâtes cuites avec les morceaux de carotte et de courgette. Nappez le tout avec la sauce à la courge et mélangez bien. Dégustez !

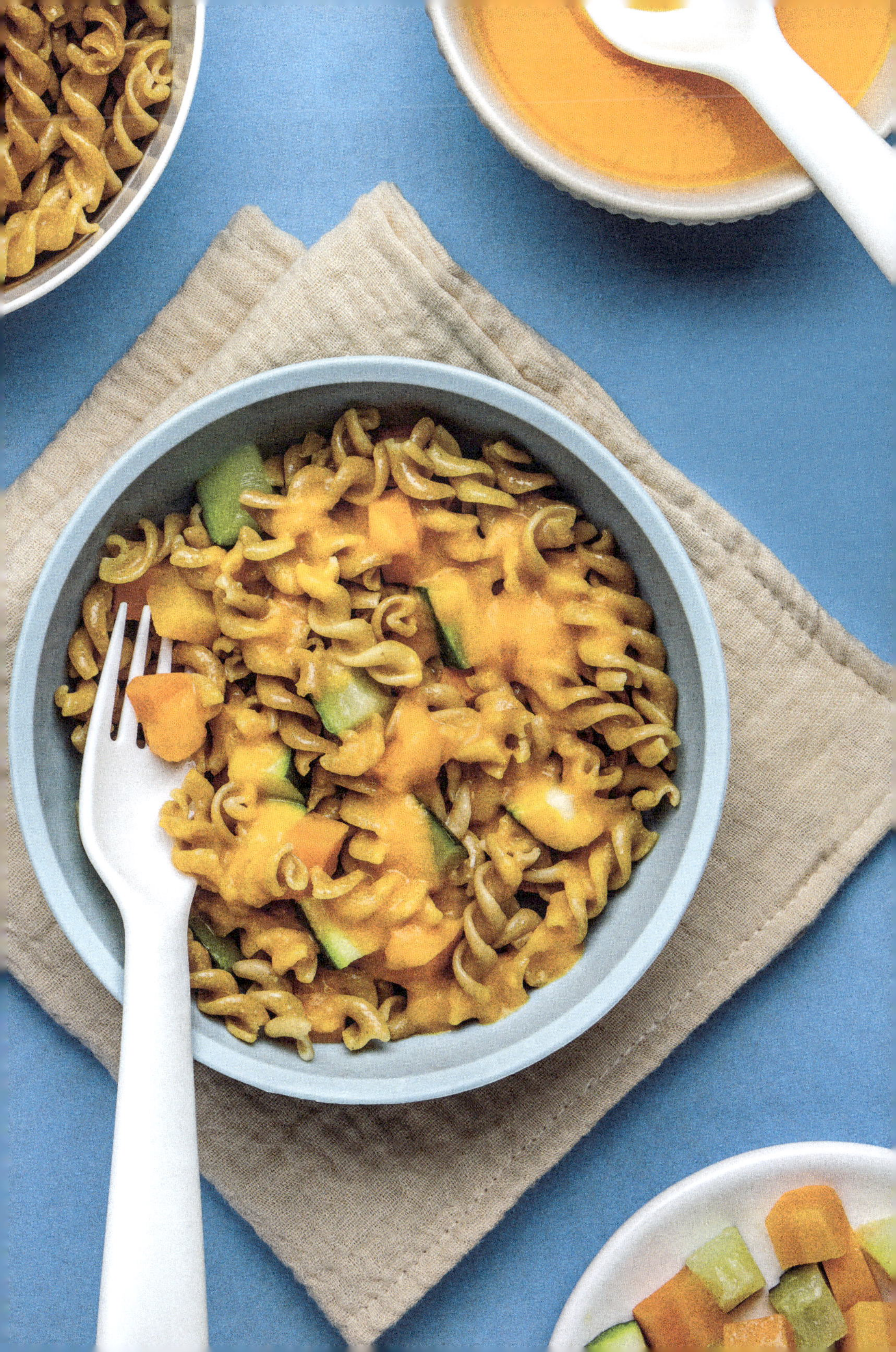

CURRY DE LÉGUMES DOUX
AU LAIT DE COCO

Liste des courses, pour 2 dîners :

50 g de carottes • 50 g de patate douce • 30 g de courgettes • 50 ml de lait de coco • ¼ d'oignon • ¼ de gousse d'ail (facultatif) • 1 cuil. à café d'huile d'olive • ½ cuil. à café de curry doux en poudre • 50 ml de bouillon de légumes (sans allergène) • 1 pincée de sel et de poivre (selon l'âge de l'enfant)

Aux fourneaux :

1. Lavez, épluchez et coupez en petits dés les carottes, la patate douce et la courgette. Émincez l'oignon et, si vous le souhaitez, hachez finement l'ail.

2. Faites chauffer 1 cuil. à café d'huile d'olive dans une petite casserole à feu moyen. Ajoutez l'oignon (et l'ail si utilisé) et faites-les revenir jusqu'à ce qu'ils deviennent translucides.

3. Incorporez le curry doux en poudre et mélangez bien avec l'oignon. Ajoutez ensuite les dés de carottes, de patate douce et de courgette, puis mélangez bien.

4. Versez 50 ml de bouillon de légumes, couvrez la casserole et laissez mijoter pendant 15-20 min, jusqu'à ce que les légumes soient tendres.

5. Une fois les légumes cuits, ajoutez 50 ml de lait de coco et laissez mijoter à feu doux encore 5 min, en remuant de temps en temps. Ajustez l'assaisonnement avec une pincée de sel et de poivre, selon l'âge de l'enfant.

6. Dégustez le curry doux tel quel ou accompagné d'un peu de riz basmati ou de quinoa pour un repas complet.

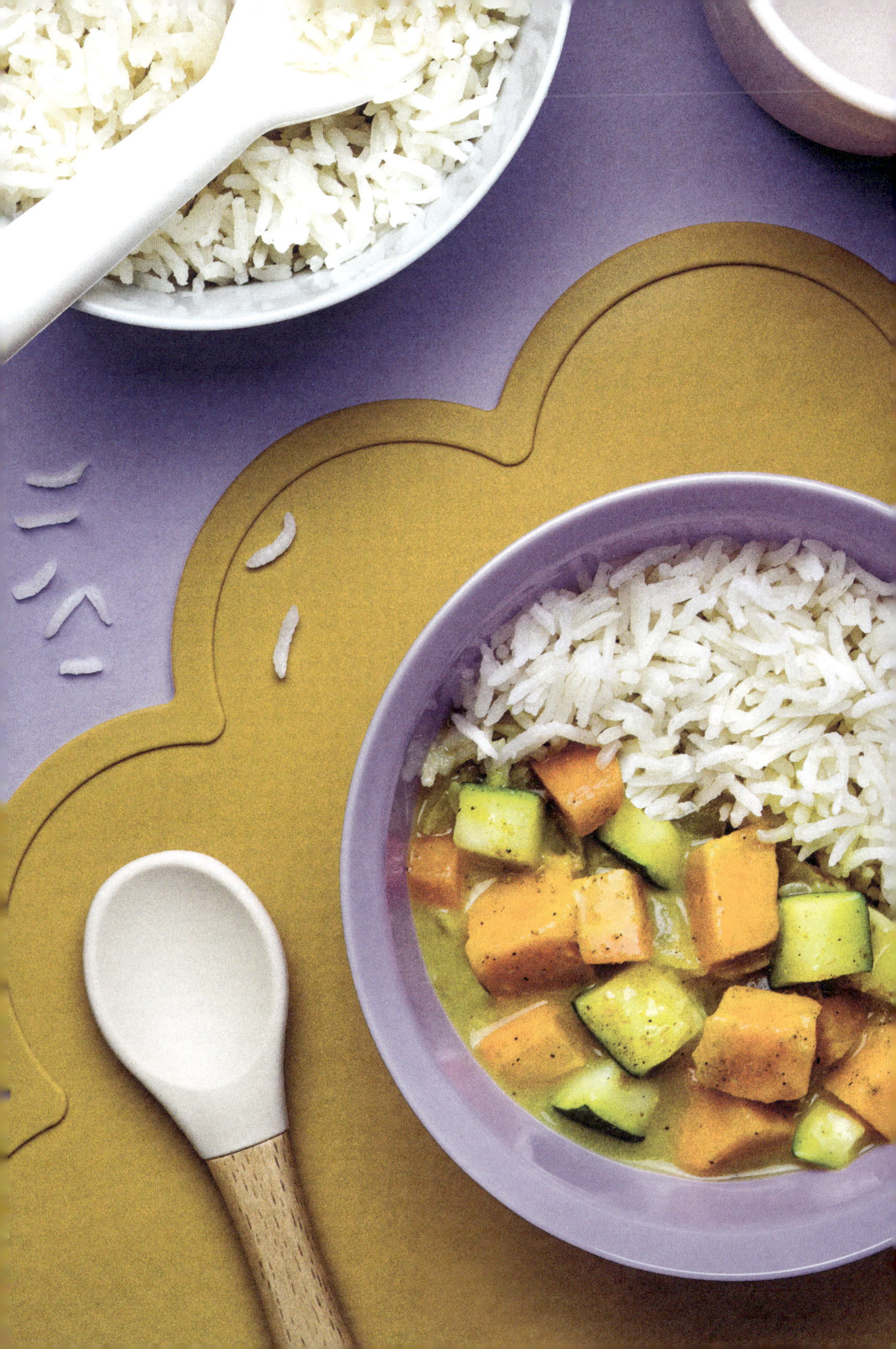

L'éditeur utilise des papiers composés de fibres naturelles, renouvelables, recyclables et fabriquées à partir de bois issu de forêts qui adoptent un système d'aménagement durable. L'éditeur attend également de ses fournisseurs de papier qu'ils s'inscrivent dans une démarche de certification environnementale reconnue.

PAPIER À BASE DE FIBRES CERTIFIÉES

hachette s'engage pour l'environnement en réduisant l'empreinte carbone de ses livres. Celle de cet exemplaire est de :
1 kg éq. CO_2
Rendez-vous sur www.hachette-durable.fr

Dépôt légal : avril 2024
43-0685-6
ISBN : 978-2-01-725365-5/01
Imprimé en Espagne
webpratique@hachette-pratique.com